視覚神経回路

泉田 喜一郎　泉田 隆明

東京図書出版

目次

Ⅰ　視覚システム ……………………………………………………………………5

1　視覚システムの機能・構成……………………………………………………5

2　視覚神経回路の構成要素 ……………………………………………………8

2.1　神経細胞……………………………………………………………………8

2.2　眼の構造と機能 ……………………………………………………………13

3　視覚信号伝達経路 ………………………………………………………………18

4　研究課題 ………………………………………………………………………30

Ⅱ　視覚システムの数理モデル…………………………………………………35

Ⅱ－1．ニューラルネットモデル……………………………………………………35

1　数理モデル………………………………………………………………………35

2　学習……………………………………………………………………………37

Ⅱ－2．2次元的運動の記憶想起神経回路モデル………………………………40

1　まえがき ………………………………………………………………………40

2　運動想起神経回路 ……………………………………………………………41

2.1　運動視モデル ……………………………………………………………41

2.2　モデルの構成 …… 42
3　運動の一時記憶と想起 …… 44
3.1　光刺激変化の検出 …… 44
3.2　運動情報の抽出 …… 45
3.3　運動の感知束 …… 48
3.4　運動履歴記憶コラム …… 49
3.5　運動記憶の想起 …… 52
4　シミュレーション …… 54
5　むすび …… 58

Ⅲ　視覚神経回路の構造モデル …… 60
1　まえがき …… 61
2　視覚神経回路 …… 62
3　視覚神経回路構造モデルの形成 …… 68
3.1　モデルの構成 …… 68
3.2　演算機能単位の定義 …… 69
3.3　視神経（神経節）回路構造モデル …… 73

3.4　第一次視覚野の神経構造モデル 79

4　シミュレーション 82

5　むすび 86

I　視覚システム

序

ヒトや高等動物が周囲空間の環境の様子を認識し、理解するうえで重要な働きをする視覚システムは、全て、膨大な数の神経細胞相互の神経線維（軸索）結合構造として形成されている。

これまで神経科学における膨大な研究によって、視覚システムの神経生理学、解剖学、生物物理学などに関する多くの知見や見解が得られている。ここでは、視覚システムの構成、情報処理機能に関し、これまでに明らかにされているこれら多くの知見や考えの概要をまとめている。

このことを通して、現在までも未解決の課題となっている、視覚神経回路の神経細胞間相互の神経線維（軸索）結合の仕組みと結合構造に組み込まれている視覚情報処理の論理の解明に取り組む際に出発点とすべき基礎となる知見・考えを整理する。

1　視覚システムの機能・構成

図１に生体の視覚システムの構成概要を示す。

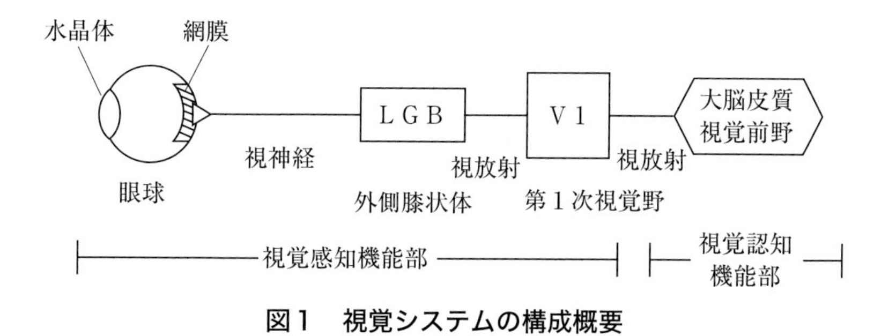

図１　視覚システムの構成概要

図において眼から第１次視覚野までは、網膜から伝達される信号に基づく視覚情報の検出と感知及び網膜像を復元感知する感知系の神経回路であり、大脳皮質視覚前野では感覚系の神経回路から伝達された視覚情報に基づく空間認知処理を行う神経回路である。
知覚感知部は空間像の検出及び網膜像からの輪郭情報の検出、一様な明るさ領域、色、動き、両眼視差情報の検出感知を行い、認知部ではこれら視覚情報の統合処理により、外界に存在する物体や位置の認知と空間の理解がなされると考えられている。

➢視覚系の機能概要

眼には多くの光受容器（視細胞）が２次元的に配列している。外界からの光は角膜と水晶体で屈折され網膜に像を結ぶ。光学的に形成された網膜像は視細胞で神経信号に変換される。視細胞には暗い所で主に働く桿体と、明るい所で働く錐体がある。充分明るい環境の中では桿体の活動は飽和しており光受容器としての機能は失われている。錐体には分光感度特性の異なる３種のタイプが存在し、より長い波長に感度の高いものから順にＬ錐体、Ｍ錐体、Ｓ錐体と呼ばれる。
網膜像には外界の空間的な情報が保存されている。これは光の物理的な性質と、眼の光学系の特性により、空間上で隣接した場所から来る光が網膜の隣接した場所の視細胞を刺激するようになっているためである。この性質は視細胞以降の視覚情報処理において重要な意味を帯びることになる。それは外界の空間的な変化の情報を得ようとすれば、隣り合った視細胞からの信号を比較すればよいことになるからである。
網膜からの視覚情報は視神経によって眼球外へ伝達されて、視床の外側膝状体と呼ばれる場所で中継され、大脳皮質の第１次視覚野（V1）に伝達される。これらの部位を構成する膨大な数の神経細胞間相互の神経線維連絡は、網膜像の位相幾何学的な構造が保たれるようになっている。そして、これらの神経細胞が形成する第１次視覚野の層状平面には視野がその構造を保ったまま射影されており、これらの場所では網膜対応地図をもっているといわれる。

視覚系の神経細胞は視野の一定範囲の視細胞に光刺激が出たときに応答するが、この範囲を当該神経細胞の受容野と呼ぶ。網膜対応地図をもつ領域では隣接した視野の場所に受容野をもつ神経細胞が、その領域の中で整然と並んでいる。第1次視覚野（V1）から視覚情報を受け取って処理を行う大脳皮質視覚前野と呼ばれる場所には多くの領野が区別されるが、それらの領野も網膜対応地図をもっており、網膜対応地図に基づいて処理を行うことは視覚神経系における基本的な原理であると考えられている。

➢視覚信号伝達

視覚神経回路では網膜視細胞からの信号の伝達が進むに従って受容野が大きくなり、より広い視野範囲の視細胞の応答が比較できるようになる。それに伴い複雑な刺激に選択的に反応するようになる。このような働きを視覚系における特徴抽出と呼ぶ。空間的なコントラスト（明暗境界、一様な明るさの広がり、テクスチャなど）の検出が視覚系の早い段階の重要な働きであることは外側膝状体（LGB）の神経細胞が、その受容野内の光強度変化に強く反応することから示される。

大脳皮質第1次視覚野（V1）にはそれ以前の段階では見られない刺激選択性、例えば線分の方位や運動方向、両眼視差などに刺激選択性をもった神経細胞が見いだされる。方位選択性は受容野の中に特定の向きの線分やエッジが存在するときに反応する性質である。運動方向選択性は（特定の）刺激が受容野を横切って特定の方向へ動くときに第1次視覚野の特定領域の神経細胞が応答する性質である。

第1次視覚野で受容・感知された視覚情報は第1次視覚野の前に広がる視覚前野へ送られる。視覚前野にはV2、V3、V4、MT野など数多くの領野が区別されている。区別の基準とされているのは、一まとまりの網膜対応地図をもつ領域であることや、解剖学的な結合関係（神経線維連絡）などであるが、特徴選択性についても領野間で違いがみられる。

2　視覚神経回路の構成要素

2.1　神経細胞

1 構造

生体の視覚神経回路において、その視覚情報処理機能の全てを構成するのは情報処理機能素子である神経細胞である。

神経細胞は電気を用いることによって一方向への信号伝達を行う。神経細胞における電気信号の発生は、細胞膜の内と外とのイオンの移動によって行われる。このような特徴をもつ神経細胞はヒトの大脳皮質で約140億個、アカゲザルの大脳皮質で約50億個、アカゲザルでは第1次視覚野V1だけでも約1億5000万個と概算されている。

図1に神経細胞の基本構造を示す。

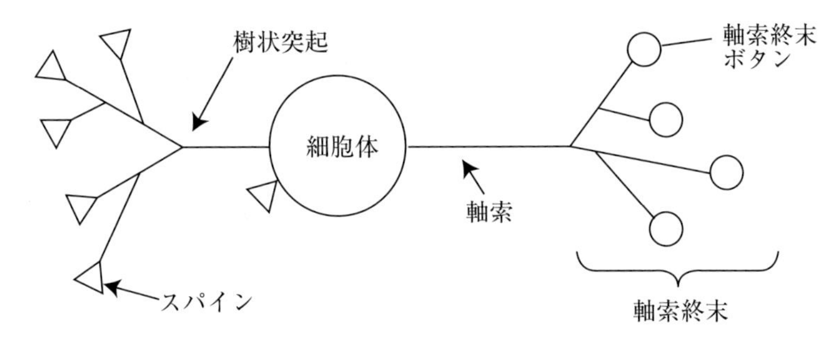

図1　神経細胞の基本構造

神経細胞は1個の細胞体と、細胞体の突起である1本の軸索、および樹状突起からなる。樹状突起のスパイン数は6000から4万個程度と数えられている。軸索は神経細胞の活動電位（信号）を他の神経細胞に伝達するための伝送路であり、軸索終末部は他の神経細胞の細胞体や樹状突起のスパインに接している。軸索終末と他の神経細胞の接触部には15～20nmのシナプス間隙（synaptic cleft）と呼ばれるわずかな間隙がある。この接触部を総称してシナプスという。細胞体から出ている樹状突起は、他の神経細胞からきた軸索終末とシナプス結合を作って完全な神経回路を構成し、他の神経細胞からの情報を集める役割を果たしている。

2 神経回路の結合構成

図2に神経細胞間の信号伝達における結合構成の概念を示す。

神経細胞は1個1個独立した存在であるが、シナプスを介して信号を伝達することができる。信号を伝達する側の神経細胞をシナプス前細胞、信号を受容する側の神経細胞をシナプス後細胞と呼び、両者はシナプス間隙によって隔てられている。

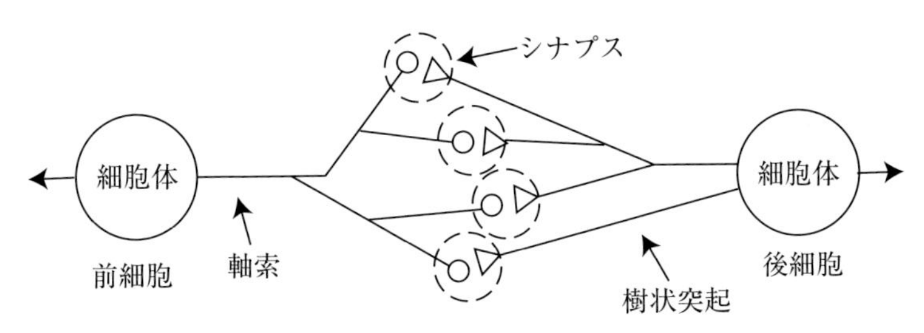

図2　シナプス結合／信号伝達構成

1個の神経細胞は他の神経細胞から伝達する信号を受容するため、数千から数十万と数えられるシナプス部を有している。高等動物の大脳皮質第1次視覚野（V1）を構成する神経回路では平均して約3400個のシナプスが数えられている。

神経細胞間のシナプス結合は1対1の信号伝達構成の他、図3（a）に示すように、1個の神経細胞が複数の神経細胞とシナプス結合を構成し、活動電位（信号）を各々の神経細胞に伝達する発散型と、図3（b）に示すように複数の神経細胞との間にシナプス結合を構成し、伝達される信号を受容して応答する収斂型がある。

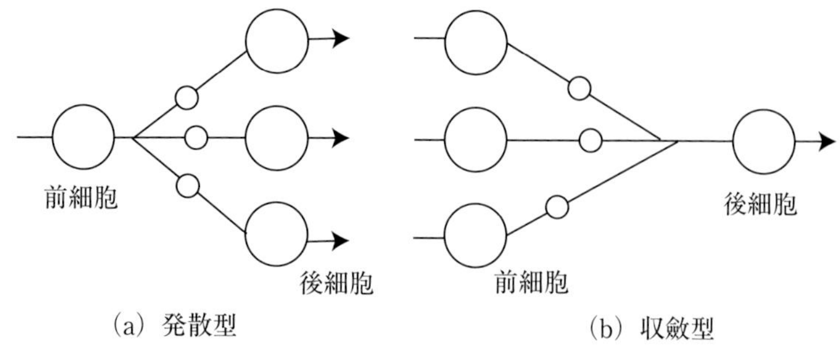

図３　信号伝達構成

③ シナプス後電位

神経細胞は細胞の内部と細胞外液との間に一定の電位差がある。これを膜電位という。膜電位の変化を細胞自体の中で伝搬させ、さらに他の神経細胞にもその変化を伝える。このことが神経系における信号伝達の機能といえる。細胞外電位を０Ｖとすると、細胞内電位（膜電位）は一定の静止電位－70mmV程度に保たれている。このような状態を細胞膜が分極しているという。生体膜は２重膜から構成されており電気的に絶縁体であり、イオンのような荷電分子を通さない。イオンチャンネルは絶縁体である生体膜に孔を空けてイオンの通り道をつくっている。しかし、ここは開きっ放しの孔というわけではない。そこにはゲートと呼ばれる扉がついており、チャンネル開閉を制御している。では、どのように制御するのか。ゲートにはセンサがついており、このセンサに適当な物理化学刺激が到達すると、数ミリ秒程度の遅れで閉じていたゲートが開いてイオンを通し、細胞に電気信号を発生させる。シナプス前細胞の神経情報が電気信号として軸索終末に届くと、化学伝達物質が放出されて、シナプス後細胞のレセプタに受容される。これによって、細胞膜はイオンの通路を開き、選択的にイオン透過性を増して、特定のイオンが流入し、シナプス後部に正又は負の電位変化をもたらす。これをシナプス後電位という。ここで、膜電位の変化が脱分極によって正方向となる場合を興奮性シナプス後電位（EPSP：Excitatory Post Synaptic Potential）

応答、また、負方向となる場合を抑制性シナプス後電位（IPSP：Inhibitatory Post Synaptic Potential）応答と呼んでいる。

電位変化の大きさは一定ではなく刺激の強さ（化学伝達物質の量など)、あるいは変化速度（時間微分）に対応している。シナプス後細胞はこれらシナプス電位応答の総和に基づき、神経情報としての活動電位を発生する。

発生した活動電位はいくつにも分岐した軸索を伝導していき他の神経細胞に伝達される。

4 化学伝達物質の受容と生理応答の発現

図４は前神経細胞の軸索終末部と信号を受けとる後細胞の樹状突起部レセプタ（受容体）とのシナプス間隙の拡大図である。

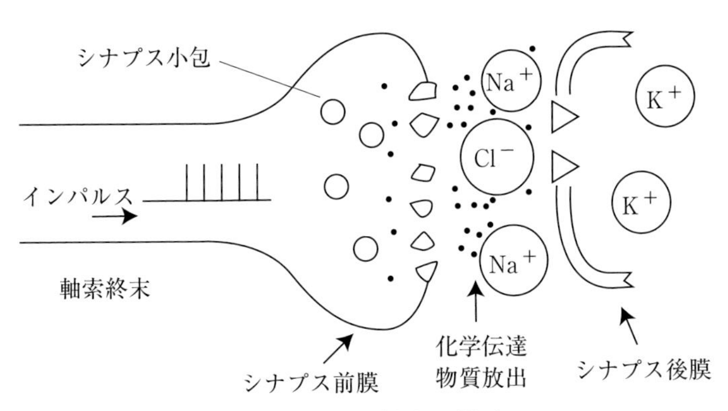

図４　シナプス結合の模式図

前細胞の神経情報が電気信号として軸索終末に届くと、シナプス小包を刺激して小包から化学伝達物質が細胞外へ放出され後細胞のレセプタに受容される。これによってイオンチャンネルが開口し、細胞膜は選択的にイオン透過性を増す。神経細胞外には Cl^- イオンや Na^+ イオン、細胞内には K^+ イオンが蓄積している。このことによるイオン勾配があるので Na^+ チャンネルが開けば Na^+ イオンが流入して過分極状態となり、細胞内電位がプラス方向に変位する。Cl^- チャンネルが開けば細胞

内に Cl^- イオンが流入し脱分極状態となり、細胞内電位がマイナス方向に変位する。

また、K^+ イオンチャンネルが開くことで K^+ イオンが流出し過分極方向の変化が生じて Na^+ チャンネルが閉じるように働く。

化学伝達物質は、シナプス前終末部に存在する直径数十 nm の球状をしたシナプス小包内に数千分子が詰め込まれている。このシナプス小包が終末部の形質膜に融合すると、内部の化学伝達物質がシナプス間隙に放出される。

➢化学伝達物質の受容と生理応答の発現

シナプス終末部から放出された化学伝達物質は、シナプス間隙を拡散してシナプス後細胞にある受容体に結合し、そのコンフォメーションを変化させる。なお、たとえ同一の化学伝達物質がシナプス前細胞から放出されたとしても、シナプス後細胞の受容体サブタイプが異なれば、発生する応答も違ったものになることに注意する必要がある。

イオンチャンネル型受容体の例としては、ニコチン作動性アセチルコリン受容体、イオノトロピック型グルタミンサン受容体などがあり、これらが活性化されると、多くは EPSP を発生させる。一方、GABA 受容体やグリシン受容体の活性化は一般に IPSP を発生させる。

EPSP が発生するか IPSP が発生するかを決定しているのは、化学伝達物質の種類ではなく、活性化された受容体のイオンチャンネルがどのようなイオンを通過させるかに依存している。ニコチン作動性アセチルコリン受容体やイオノトロピック型グルタミン酸受容体では Na^+ や K^+ などの陽イオンに対する透過性が増大するため、膜電位は脱分極して EPSP が発生する。一方、GABA やグリシンがそれぞれの受容体に作用すると、Cl^- イオンを選択的に透過させるイオンチャンネルが開く。これらの受容体が活性化されると膜電位は過分極して IPSP が発生する。

神経細胞には多数のシナプス入力部位が存在する。各シナプス部ではイオン透過性の違いにより全く逆の極性の電位応答が生じる（図５）。

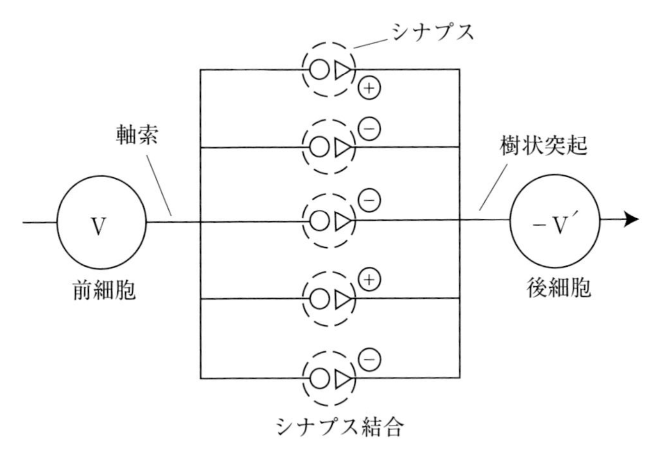

図5　神経回路信号伝達の概念

神経細胞の活動電位発生部位では、シナプス部位から伝導してきた電位変化の総和に基づいて活動電位（伝達信号）の発生頻度が決定されるが、足し算の結果神経細胞が活動電位を発生しない場合もあることが、細胞内電極法を用いた活動電位の測定記録により調べられている。

2.2　眼の構造と機能

➢構造

図1に眼球の構造概要を示す。

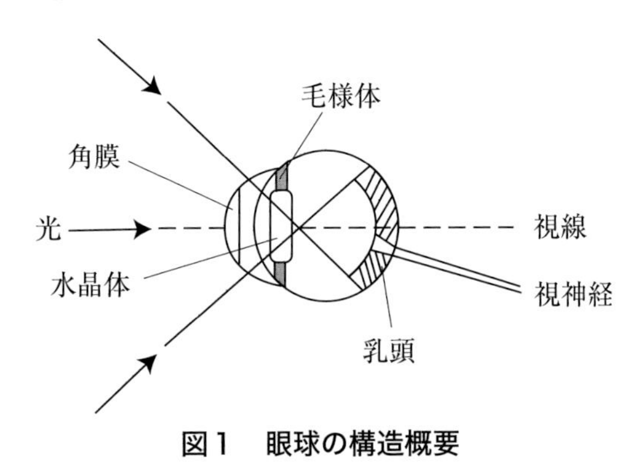

図1　眼球の構造概要

ヒトの眼球はほぼ球状でその最外層には前面の透明な角膜があり、中間部に毛様小帯線維で張られた水晶体（レンズ）がある。最内部には網膜があり、これら３つの層が内部の透明な媒質（ガラス体）を包んだ構造となっている。

外界からの光は角膜、水晶体などの媒質によって約750nm 以上の波長および380nm 以下の波長は吸収されて網膜には到達しない構造となっている。

水晶体は光学レンズ機能を有し、網膜上に視野の映像を結ぶ。網膜は薄い透明な層状構造の神経組織であり、外界からの光の強度を、生体の視覚神経回路の信号である電気信号に変換する。

➢網膜像

視野内からの光は眼の光学機能によって、網膜上に像を結ぶ。空間の各点が網膜上に２次元配置された視細胞に１対１に投影された形で網膜像の視野地図が形成される。網膜に投影された２次元画像は網膜を構成する視細胞（直径約10μm）を１つの画素として、モザイク状に分解される。即ち、視野の中の空間位置に対応する光は膨大な数の視細胞（錐体、桿体）に分解されて受容される（図２）。マカクザルでは錐体約

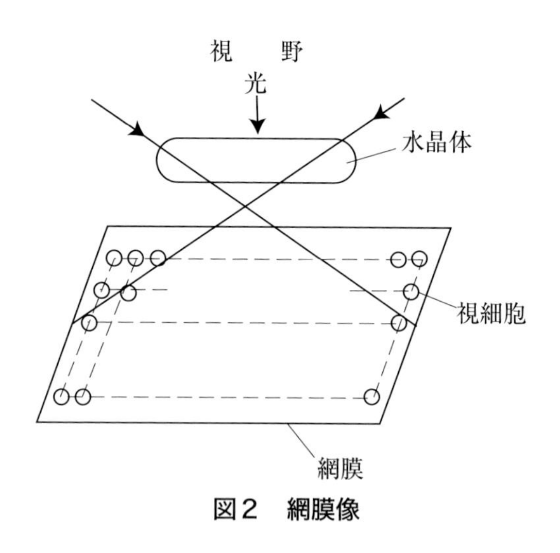

図２　網膜像

300万個、桿体約6000万個、また、ヒトの例では錐体約6.5×10^6個、桿体約$1.1 \sim 1.25 \times 10^8$個と推定されている。

眼に入ってくる光は視野の一部あるいは全体に様々な強度で分布している。著しい強度差をもつ分布の境界には輪郭が形成され、まとまりのある一定の強度部位を点や線として知覚し、輪郭や線に囲まれた領域に様々な形や大きさが知覚される。形や大きさの中の光の強度分布は一様ではなく強弱、濃淡があり、また、光の分光分布の違いは多様な色の違いを知覚させる。これらの組み合わせが生体の眼でとらえられ、神経回路に組み込まれている情報処理機能によって、外界の事物は事物としてその存在が知覚される。

空間の隣接した場所からの光は網膜上の隣接した視細胞を照射するので、視野内の物体の表面境界（輪郭線）における明暗の変化などの視覚情報が、並列的配置構成における隣り合う視細胞間相互の光応答値の差の値として、間接的に検出されることになる。

網膜像の視覚情報は、２次元配列構成の視細胞を刺激する可視光の各波長（L、M、S）ごとの光強度として表される。光学的に形成された網膜像は視細胞（錐体と桿体）で神経信号である電気信号に変換され、視神経乳頭を経て眼球外へ伝達され、外側膝状体を経由して第１次視覚野へ伝達される。

➢網膜の構造

網膜は厚さ約200μmの透明な層状構造の神経組織である。網膜構造は大きく分けて３種の神経細胞層があり、各層毎に神経細胞が薄いシート状に整然と配列された神経回路を構成している。図３は組織構造を極端に単純化して描いた模式図である。

視細胞には光受容器としての錐体と桿体の２種類がある。錐体は明るい場所で、桿体は暗闇で主に機能する。色覚を有する動物の錐体には波長L、M、Sに最大感度を有する３種のサブタイプが存在している。

光を受容した視細胞は光電変換によって負電位の電気信号を発生し、双極細胞を介して、一定領域の視細胞信号毎に神経節でまとめられる。

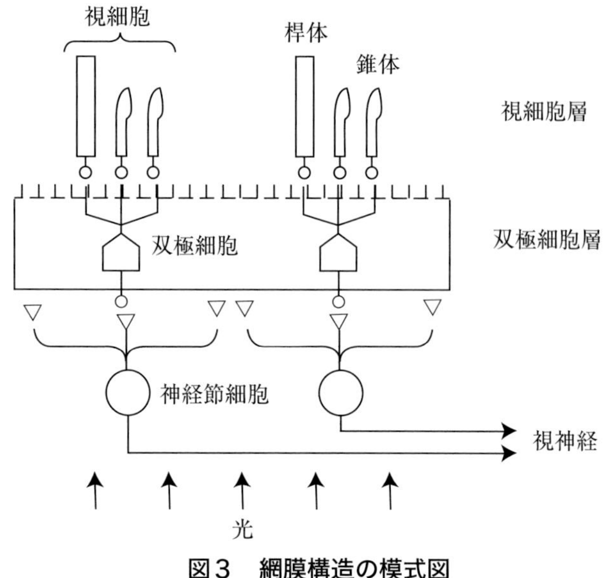

図３　網膜構造の模式図

神経節細胞は軸索を長く伸ばして視神経線維を形成する。全ての視神経線維は視神経円盤（乳頭）に向かい、まとまって眼球外へ出て視神経の束となる。視神経の数は130万本ともいわれる。

視細胞での過分極応答による負電位への光電変換は双極細胞への信号伝達において、反転電位のシナプス後電位応答となり、双極細胞から正電位信号として神経節細胞へ伝達される。１つの神経節細胞には網膜上一定範囲（受容野）からの信号が伝達される。

➢光電変換のメカニズム

脊椎動物の視細胞では光が全くない（暗時）状態では、視細胞内が－30～－40mVに脱分極した状態に保たれている（視細胞は暗闇では興奮している）。光を照射すると光の強度に応じて電位が過分極（マイナス）方向に変化する。これが視細胞の光に対する電位応答である。

図４に示すように視細胞外節には細胞内トランスミッタが直接結合することによって開くイオンチャンネルが存在し、暗時にはこのチャンネ

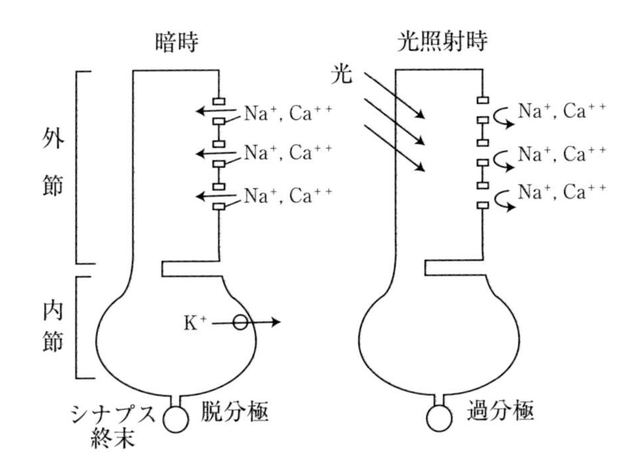

図4　視細胞の光応答模式図

ルが開いた状態を保っている。その結果、チャンネルを通ってNa^{+}を始めとする陽イオンが細胞内に流入し、視細胞外節には暗電流と呼ばれる内向きの電流が生じる。このため膜電位は脱分極（プラス）方向に押し上げられることになる。これに対し、光が照射されると光の強度に従って、イオンチャンネルが閉じられ膜電位をプラスに押し上げていた要因が小さくなり、その結果、膜電位は静止電位（マイナス）に向かって減少することになり、負の方向に電位変化を生じることになる。

網膜視細胞では、現在の光刺激で生じた視覚信号をいったん打ち消し、次の新しい刺激に備えるために、光受容体タンパク質ロドプシンの褪色産物を不活性化させると同時に、これを感光する以前の状態まで再生させる分子機構が存在している。これによって、外界からのめまぐるしく変化する光刺激に対し、現時点の状態をリセットし、新しい光刺激を受容することが可能となる。

受容野：視覚神経回路を構成している多数の神経細胞のうち任意の1個に対し、網膜上視細胞に光刺激を与えた時に生じる電気応答を記録する。いま、網膜上の様々な位置に光刺激を提示していくと、ある広がりをもった特定の領域を構成する視細胞群に光が当たるとき電気応答が発生する。この網膜上の領域をこの神経細胞の受容野と呼ぶ。

固視微動：眼球は一点に視線を固定している場合でも不規則な微小運動をしている。これは不随意に常時生じているものであり、平均６’程度の小さな跳躍運動成分や振巾が5〜15’で周波数が30〜80Hzの微小振動成分の動きを繰り返している。この固視微動を何らかの方法で止めてしまうと、数秒で見えなくなってしまう。このような現象を静止網膜像（stabilized image）という。

3　視覚信号伝達経路

図１はヒトの視覚信号経路を下から見上げた模式図である。

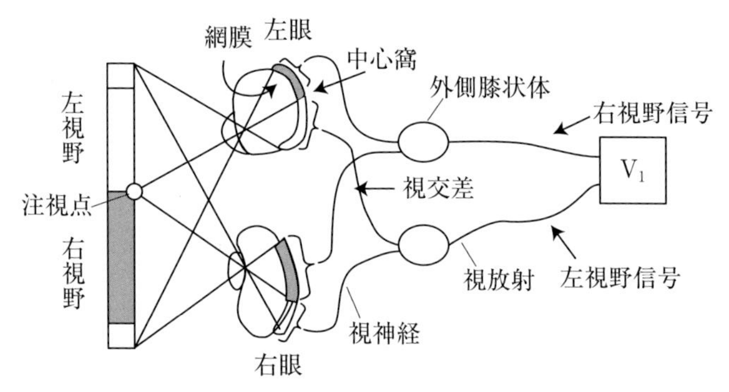

図１　網膜から第１次視覚野への視覚信号経路

注視点は両眼の網膜の中心窩に投影される。外界から投影された光強度信号を光電変換した視細胞信号は、受容野領域毎に各１個の神経節（神経細胞集成体）に統合され視神経として眼球外へ伝達される。受容野単位当たりの視細胞数は数千個程度と数えられている。眼球外へ出た視神経の数は100万本とも130万本とも数えられている。また、その太さは0.5〜120ミクロンと多様な寸法を有している。

視神経は両眼の網膜の中心から鼻側への半分の網膜信号を伝達する視神経が各々視交差し、外側膝状体を経由して、第１次視覚野（V1）に至る視覚感知機能部としての視覚神経回路構成となる。

空間の認知、理解に用いられる全ての視覚情報は網膜像とその内在情報、及び個々の視細胞から直接の伝達信号として第１次視覚野へ伝達され受容感知される。

➢受容野

電気生理学において、網膜における視細胞と視覚神経回路を構成する各１個の神経細胞の間には各々の神経細胞毎に不変な関係があることが知られている。

視覚系を構成している膨大な数の神経細胞のうち任意の１個に注目し、網膜上の視細胞に光刺激を与えたときに神経細胞に生じる電気応答を記録する。いま、網膜上の様々な位置に光刺激を提示していくと、ある広がりをもった特定の領域を構成する視細胞群に光が当たるとき電気応答が発生する。この網膜上の限定された領域は、この注目する神経細胞の受容野と定義される。

受容野関係は、視細胞群から応答関係を有する神経細胞までの神経回路を構成する膨大な数の神経細胞間相互のシナプス結合様式による信号伝達経路によって決定されることとなる。

受容野単位の網膜信号は第１次視覚野へ向けて、視神経（神経節）回路を一方向に伝達される。この一方向への伝達過程で、視神経回路の後段に位置する神経細胞の受容野が拡大することが認められている。

外側膝状体は視神経の伝達信号を大脳皮質視覚野へ中継する役割を果たしている。基本的には網膜から視神経（神経節）回路までの視覚情報がそのまま中枢の第１次視覚野へ伝達されると見做すことができる。

➢網膜地図対応

第１次視覚野 V1 は表面と平行な層状の構造をしており、６つの層が区別されている。

各層を構成する神経細胞の並び（座標）は視野の位置に対応して規則的である。各層の神経細胞は網膜上受容野の視細胞配列位置（座標）と1対1に対応する配置構造となっている。この網膜地図対応の規則性は第1次視覚野だけでなく、他の大脳皮質視覚領野においても保持されていることが神経生理学的知見として認められており、第1次視覚野各層の神経細胞は、その受容野領域への光刺激に対して網膜地図対応の関係を保持した選択的応答感知の反応を有することが認められている。

➢分割応答感知

視細胞からの信号は第1次視覚野V1において、光強度分布（網膜像）信号、明暗境界（エッジ輪郭）信号、分光強度（色）信号、視差（奥行き）など、視覚情報毎に分割されて、各々の信号に対する応答感知層へ伝達され受容感知される。これらの視覚情報は大脳皮質視覚野の神経回路において統合され3次元空間の認知、理解に至ると考えられている。

➢応答選択性

第1次視覚野を始めとする大脳の視覚中枢を構成する神経細胞は、ある特定の光刺激に対してだけ反応するという性質（応答選択性）を備えていることが調べられている。

第1次視覚野では外側膝状体以降初めて線分の傾きに選択性を示す神経細胞が現れる。第1次視覚野の第4層を構成する神経細胞では、特定の方位を向いたエッジ（明暗境界）線分に反応することが認められている（図2）。方位選択性と名付けられるこの性質は、受容野に対応する第4層の一定範囲内の神経細胞において、エッジがある長さのときによく反応し、それより長くなる（受容野を越える）と反応が減ることも認められている。

また、受容野単位で伝達された光強度分布（網膜像）信号に対しては、網膜像画素（視細胞）位置（座標）と1対1に対応した網膜地図対応の映像が映像復元感知層の神経回路で復元され感知されると考えられ

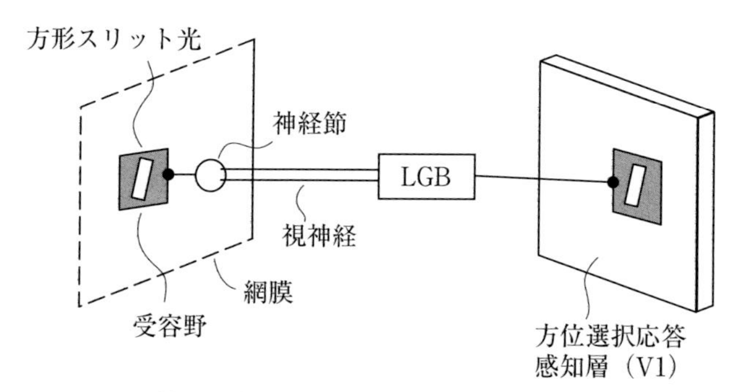

図2　第1次視覚野における方位選択応答の概念

ている。

分光強度（色）信号に関しては、波長L、M、Sに最大感度を有する錐体の検出信号が、各々直接神経線維（軸索）によって伝達されると考えられるが、第1次視覚野の神経細胞層の段階では、明確な選択応答の反応は認められていない。第2次視覚野以降の視覚領野へ伝達され色としての認知処理が実現すると考えられている。

空間の奥行や物体の形状の認知・理解に重要な視差信号への選択的応答は、第1次視覚野の段階では認められていない。第1次視覚野の段階では、両眼の網膜地図対応の映像が復元感知されており、間接的検出となっている。この両眼の復元映像が第2次視覚野以降の大脳皮質視覚前野へ伝達される。

伝達された復元映像において、中心視点の射影位置（座標）を基準としたとき、両眼の復元映像上で空間の注視点の射影像は異なる座標位置を占める（図3）。

頭上から見下ろした両眼の高さの水平面において、中心視点丸印と異なる奥行にある空間点三角印の左右の網膜投影像は視野の中心を基準としたとき異なる座標位置を占める。この位置のずれが両眼視差情報として感知され、大脳皮質視覚野の情報処理における奥行知覚の手がかりを与えると考えられる。

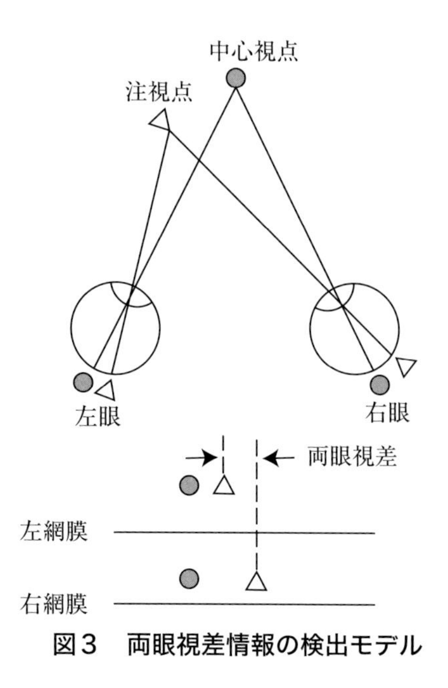

図３　両眼視差情報の検出モデル

➢エッジ信号の抽出

第１次視覚野での選択的応答感知が認められる空間の明暗境界（エッジ）情報は網膜像に存在している。

外界の光強度分布に対応して形成される網膜像において、光の物理的性質と眼の光学的特性により、空間の隣接した場所からの光は網膜上隣接した場所の視細胞を刺激するようになっている。このような網膜像において、著しい強度差をもつ光刺激の境には輪郭が形成される。また、輪郭に囲まれた領域の中の光の強度分布も一様な明るさの広がり（平面）情報や、強弱・濃淡の縞模様（テクスチャ）などの視覚情報が存在する。

従って、網膜像から空間の明暗境界（輪郭エッジ）情報を検出するためには、隣接する視細胞間の信号差に基づく信号がエッジ信号として、視神経（神経節）神経回路によって伝達される過程で分離抽出されて、神経線維（軸索）によって第１次視覚野の方位選択感知層を形成する網膜地図対応位置の神経細胞へ伝達されて、適応的に感知されることで実現されると考えられる。

生体の視覚神経回路は、網膜像のもつこの特性を活用した情報処理機能を有する神経回路の構造をもっていることが認められている。

光強度分布に応答する網膜視細胞の出力信号を、第1次視覚野へ向け一方向に伝達する過程で、伝達信号の中からエッジ信号を分離抽出する生体の神経回路のシナプス結合構造とは、また、その結合の仕組みに組み込まれている情報処理の論理とはについては未解明の課題となっている。

ここでは、以下に生体の神経回路の情報処理の論理を模擬した数理モデルによるエッジ検出の概念を示す。

図4は受容野サイズ12行12列（視細胞数144個）の網膜像であり、この網膜像に存在する方形ABCDの輪郭エッジ信号の検出を考える。

いま、各視細胞の出力信号 $x_{i,j}$ $(i = 1, 2,\cdots, 12, j = 1, 2,\cdots, 12)$ の大きさとして、方形ABCD領域内は全て $x_{i,j}$ $(i = 4, 5,\cdots, \mathrm{a}, j = 5, 6, 7, 8) = 0$、また、それ以外は全て大きさ1と仮定する。

この明暗モデルにおいて、方位ACの輪郭エッジ検出を考える。いま、各 i 行を構成する12個の視細胞に対して、列方向で隣り合う視細胞2個毎について、その信号差となる伝達信号値、即ち式（1）の値を求めると、

$$E_i\,(j, j+1) = (x_{i,j} - x_{i,j+1})_{j=1,2,\cdots,12} = 0 \tag{1}$$

となって、全ての組合せにおいて、信号 $E_i\,(j, j{+}1)$ は0となり、エッジとして感知されるレベルの信号は存在しない。これは、輪郭エッジACとBDの像が存在しない1行目から3行目までと、10行から12行目は当然として、AC、BDが存在する4行目から9行目までの全ての伝達信号 $E_i\,(j, j{+}1)$ が零となるので、この伝達信号による輪郭線AC、BDの存在は感知されないこととなる。しかし、眼球の固視微動によって、網膜位置が水平方向へ、例えば1画素（視細胞）分動いた状態では、空間

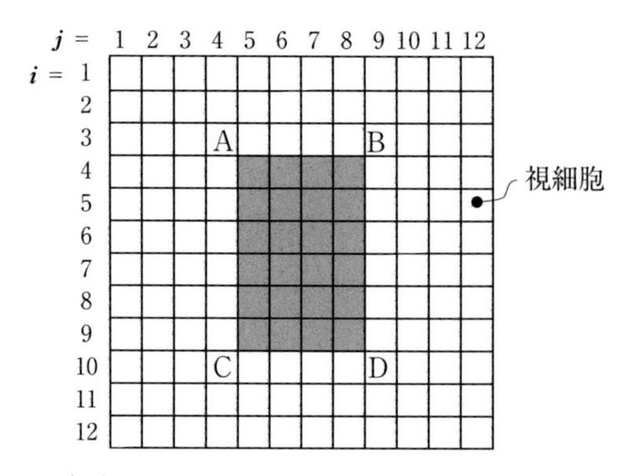

a）網膜像

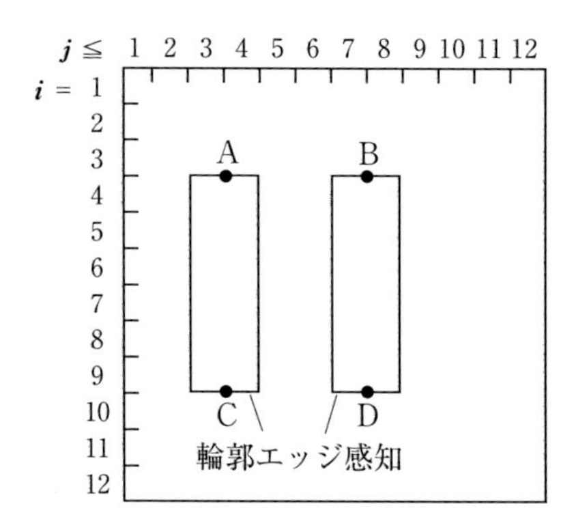

b）V1 方位選択感知層

図４　輪郭エッジ検出・感知モデル

に存在する方形平面 ABCD は輪郭線 AC、BD の網膜像位置が AC は４列の位置から３列の位置に、BD は８列から７列の位置に存在する方形平面像として検出されることになる。

このことによって、輪郭線 AC に対して各行の隣り合う視細胞間の出力差信号 $E_i\,(j, j{+}1)$ が、３列４列位置で隣り合う位置において以下の値となる。

$$E_i\,(3, 4) = (x_{i,3} - x_{i,4})_{\,i=4,5,\cdots,9} = 1 \qquad (2)$$

また、BD に対しては７列８列位置で隣り合う視細胞間出力信号差の信号が４行から９行の領域で

$$E_i\,(7, 8) = (x_{i,\,7} - x_{i,\,8})_{\;i=4,\,5,\,\cdots,\,9} = 1 \tag{3}$$

となって、これらの信号が分離抽出されて、第１次視覚野方位選択感知層で網膜地図対応位置の神経細胞へ伝達され、エッジ情報として受容感知される。また、その他の各行からの出力差信号は全て零レベルとなるので、この信号差を生じる視細胞の位置にはエッジ輪郭は感知されない。これらのことによって、第１次視覚野では最終的に図４（b）のような方位の輪郭 AC と BD が感知される。

ここで、図４（b）で明らかなように、方形平面の輪郭線 AB と CD が感知されていないことが分かる。これは各行を構成する視細胞の列方向で隣り合う視細胞間の出力信号差信号には、水平方向の輪郭線エッジの存在を示すレベルの信号差は生じないことによる。従って、水平、垂直方位を含む全ての方位の輪郭線分のエッジを検出するためには、行構成での視細胞間の信号差検出と同時に、列構成で隣接する視細胞間の出力差信号も併せて検出し、第１次視覚野方位選択感知層上網膜地図対応位置の神経細胞へ伝達し、統合感知する神経回路構成であることにより、空間全方位の輪郭線が感知されることとなる。

上記の例では、網膜像における方形 ABCD の領域と背景の領域境界での明暗強度差が顕著である場合についてのエッジ信号抽出と感知について述べたが、実空間の中で明暗の境界が顕著となっていない環境下でも、我々ヒトは物体と背景の境界輪郭線の存在を認知できる。このことから、生体においてはエッジ信号に関与する隣接視細胞の範囲は隣り合う２個毎よりも広い範囲での視細胞について、神経回路に組み込まれている論理に従って、それら視細胞間の信号差の信号をエッジ信号として分離抽出し、第１次視覚野へ伝達するとも考えられる。

例えば図５のように勾配のある明暗境界では隣り合う２個毎の信号差の信号では全ての抽出信号値が10以下となる。第１次視覚野におけ

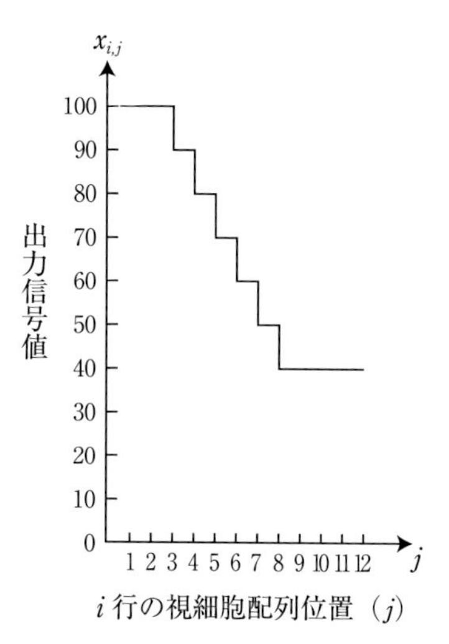

図５　明暗勾配輪郭部の網膜像信号

る神経細胞の応答適応レベルが15以上である場合、図５のような輪郭エッジの存在は感知されないことになる。これに対して、例えば隣接４個の範囲毎に以下の式（4）のような論理での信号差信号をエッジ信号として抽出し伝達するとする。

$$E_i\,(j, j+1, j+2, j+3) = \{(x_{i,\,j} + x_{i,\,j+1}) - (x_{i,\,j+2} + x_{i,\,j+3})\} \tag{4}$$

このとき、図５の視細胞配列位置１～４に対して

$$E_i\,(1, 2, 3, 4) = \{(100 + 100) - (100 + 90)\} = 10 \tag{5}$$

配列位置５～８に対して

$$E_i\,(5, 6, 7, 8) = \{(80 + 70) - (60 + 50)\} = 40 \tag{6}$$

となる。従って、視細胞配列位置５～８の信号差信号が網膜地図対応位

置の神経細胞へ伝達されることにより、信号値レベル40に適応的に応答し、エッジの存在を感知することとなる。

視細胞からの出力信号を視神経（神経節）回路で第１次視覚野へ向け一方向へ伝達する過程で、後段に位置する神経細胞の受容野（関与神経細胞数）が拡大することは神経生理学の知見として認められており、神経細胞の伝達信号に隣接４個毎の視細胞からの出力信号に関与する伝達信号が生じることは許容されると考えられる。

しかし、このような論理が組み込まれた神経細胞相互のシナプス結合の仕組み、また、神経細胞の有する信号伝達の多様性の範囲での実現、実在の可能性については未解明の課題である。

また、網膜像に存在する一様な明るさの広がり（平面）情報についても、受容野の拡大に伴い、神経細胞の伝達信号として出現し、これが分離抽出されて直接第１次視覚野へ伝達されると考えられる。

➢網膜像復元感知

神経生理学の知見として、第１次視覚野の網膜像復元感知層を構成する神経細胞は、網膜上受容野における視細胞配列位置（座標）と１対１に対応する配置構造となっていることが認められている。

しかし、光強度分布（網膜像）信号の伝達構造は、網膜上１個の視細胞と復元感知層の１対１対応座標位置の神経細胞とを１本の神経線維（軸索）で直接結合し、視細胞からの伝達信号を受容感知する構造とはなっていない。

光強度分布信号は受容野領域毎に各１個の神経節（神経細胞集成体）で統合され、神経節を構成する神経回路内の一方向への伝達を経て、第１次視覚野映像復元感知層の対応する位置の受容野を構成する神経細胞のコラムへ伝達されると考えられる。

神経節回路を伝達される信号は一方向への伝達に伴い、関与する受容野が拡大した伝達信号となる。従って、表層を構成する神経細胞一層だけでこの伝達信号をそのまま受容・感知しただけでは網膜像の復元感知とはならない。

網膜地図対応の映像復元感知層はコラム構造と呼ばれる多重層の神経細胞集成体であり、膨大な数の神経細胞相互の神経線維結合による神経回路構成となっている。

拡大した受容野対応の信号に対し、映像復元神経回路を一方向へ伝達する過程で、関与する受容野が縮小し、最終的に網膜上各１個の視細胞の出力値信号が、網膜地図対応座標位置の各１個の神経細胞での受容信号となり感知される。これによって、網膜上受容野の視細胞座標位置と、１対１に対応する網膜像の復元感知となる。

伝達された光強度分布信号に基づき、網膜地図対応の映像を復元感知する映像復元感知コラムの神経細胞相互の神経線維（軸索）結合構造とは、また、その結合の仕組みに組み込まれている網膜像復元処理の論理とはについては未解明の課題である。

➢視覚前野

高次視覚野の第１次視覚野以外の視覚野は視覚前野と呼ばれる。視覚前野には多くの領野が存在する。

それぞれの領野における神経細胞の並び（配置）は視野の位置に対して規則的である。視野のマップ（地図）が繰り返し現れる、その境界を大脳皮質の上で探すことによって、領域の境界をかなり推測できるので、視野の写像が領域の区分を決定する基準の一つとなっている。

第１次視覚野でまとめられた視覚情報は視覚前野の各領野間を結ぶ大きく２つの経路を伝達される（図６）。

提示された視覚情報に対し、選択的応答を示す神経細胞の存在に基づき、各領野を関係づけることで、情報処理の進展経路の存在が特定されることになる。

視覚経路の１つは形や色に関する視覚情報が伝達され、統合処理されて対象が何かを認識する対象視の経路であり、もう１つは対象の動きの方向や両眼視差の情報が伝達され統合処理されて対象がどこにあるかを認識する空間視の経路である。

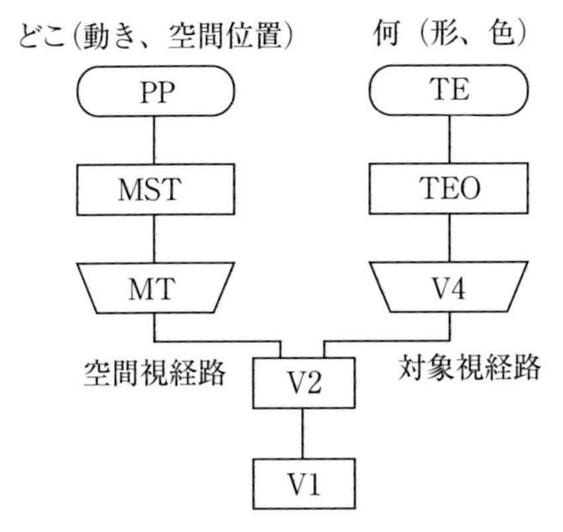

図6　視覚前野の信号伝達経路

各領野の神経回路を構成する神経細胞の刺激選択性実験による記録によって、V1、V2、V4経路において、V4野では色に選択性を示す神経細胞の存在が認められる。色選択性神経細胞には、3原色以外の中間色で最も強い応答を示すものや、光の波長の物理的性質ではなく、色の見え（色の恒常性）に応答する神経細胞も存在する。また、V4野では傾きに選択性を示す多くの神経細胞が存在する。これらのなかには、長方形の刺激の長さや幅に選択性を示すもの、正弦波状の格子パターンには反応しないが、方形状に変調した格子パターンに選択性を示すものが存在する。さらに、TEO野、TE野では形の視覚情報に対して応答を示す神経細胞が多く現れることから、形や色の視覚情報を処理する神経結合回路であると考えられている。

また、V1、V2、MT、MST経路では、MT野の大多数の神経細胞が動く光刺激に反応し、さらに動きの方向や速さに選択性を示すことが認められる。また、空間的に離れた位置にわずかの時間差で呈示された視覚刺激（移動刺激情報）に応答選択性を示す。さらに、MST野では両眼視差に応答選択性をもつ多くの神経細胞が存在する経路であることから、運動の認知や場所、立体構造など空間の認知、理解に至る神経回路と考えられている。

これら各視覚領野とその信号伝達経路を構成する膨大な数の神経細胞

相互の神経線維（軸索）結合構造及び結合の仕組みに組み込まれている視覚情報処理の論理は未解明の課題となっている。

このような課題への一つの取り組みとして、これまで数理モデルによる視覚機能構成の観点からの取り組みが行われている。

また、視覚認知の機能を担う大脳皮質視覚前野の神経回路において、生後間もない段階では、神経細胞相互のシナプス結合経路に一部未形成の所が存在し、その視覚認知処理の機能が未完成となっているが、生後の一定期間における視覚学習によって発達的に情報処理機能が自己組織的に形成されるとする考えが認められている。

このように、自己組織的に発達するとされる視覚認知機能は、眼から第一次視覚野に至る生得的な視覚神経回路の構造的制約が存在して初めて、視覚学習が成り立ち、情報処理能力の向上と知識の習得が可能となると考えられている。

4　研究課題

ヒトや高等動物の視覚神経回路はその構造と共に視覚情報処理の基本様式は未解明の課題となっている。

ここでは、この課題に取り組むときに制約条件として踏まえるべき神経科学の知見や考えを以下にまとめて再度記述する。

知見１）遺伝的産物

ヒトや高等動物の目から第一次視覚野に至る視覚感知部の視覚神経回路は生得的に形成済みと考えられている。

知見２）膨大な神経細胞数

生体の視覚神経回路は全て神経細胞で構成されており、その数は網膜視細胞では6.5×10^6個、視神経の神経節では約1×10^6個、アカゲザルの第一次視覚野を構成する神経回路では１億6000万個等と概算されている。

知見３）神経細胞

イ）神経細胞はシナプス結合を介して前細胞からの伝達信号を受容し、次の神経細胞へ一方向に伝達する機能素子である。

ロ）神経回路の神経線維（軸索）結合において、各神経細胞は数千から数十万のシナプス結合を形成する。生体の第１次視覚野の神経回路では平均して約3400のシナプス部が数えられている。

ハ）信号伝達においては、シナプス結合部の全てが常に応答するのではなく、伝達信号の大きさなどにより適応的に応答すると考えられている。

知見４）信号伝達の多様性

イ）初期の知見

初期の知見からは、神経細胞は一種類の化学伝達物質を利用するので、その伝達信号への応答極性は信号と同一極性か反転極性のどちらか一方に限定されている（デイルの原則）とされていた。しかし、これは誤りであったことが認められている。

ロ）多様性

現在は複数の伝達物質の利用により例えば、分散結合型の信号伝達において図１のように一方へは同一極性、もう一方へは反転極性の信号伝達が許容されることが認められている。

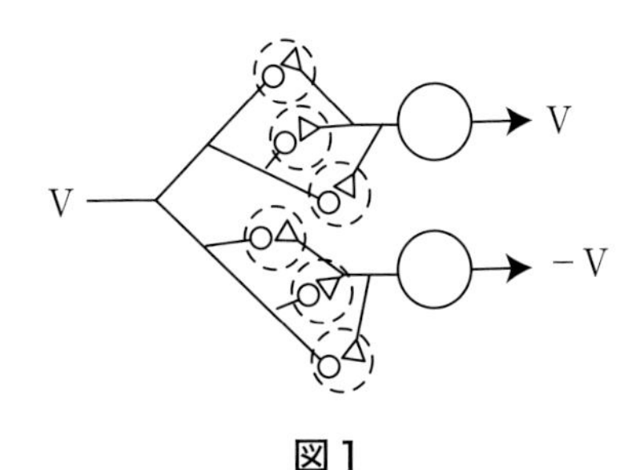

図１

また、シナプス後細胞の活動電位（次への伝達信号）はシナプス部位における分極応答の加算的総和によって決定されることから図２に示すように、多様な応答伝達が電気記録、実験によって認められている。

図２（a）は各伝達信号の大きさ（強さ）に適応した数のシナプス部位が各々、伝達信号の極性と同一極性の分極応答となり、その加算的総和として、($V_1 + V_2$) が次への伝達信号となることを示している。

図２（b）は一方の伝達信号に対しては適応したシナプス部位が各々伝達信号と同一極性の分極応答となり、他方の伝達信号に対しては全て極性反転の応答となっていることにより、その加算的総和となる ($V_1 - V_2$) が次への伝達信号となることを示している。

図２（c）、（d）はシナプス前細胞から同一の化学伝達物質が放出されたとしても、シナプス後細胞の受容体のタイプによって、発生する分極応答の極性は正あるいは負と違ったものとなることにより、その加算的総和が入力の伝達信号の大きさとは同一ではない。例えば、図２（c）はシナプス応答部位のうち、伝達信号と同一極性応答の割合が3/4、極性反転応答の割合が1/4となることにより、それらの加算的総和となる1/2V が次への伝達信号となることを示している。また、図２（d）は同一極性応答の割合が1/2、極性反転応答の割合が1/2となることにより、その加算的総和となる次への伝達信号が０となることを示している。

知見５）　神経回路の応答選択性

イ）方位選択応答

眼から第１次視覚野に至る神経回路の第１次視覚野において初めて、線分の方位に選択性を示す神経細胞の存在が実験によっても認められている。これは受容野の中に特定の向きのエッジ線分（明暗境界）が存在するときに反応するものである。この視覚情報は網膜からの信号を視神経（神経節）神経回路で第１次視覚野に向け一方向に伝達する過程で検出され、直接第１次視覚野へ伝達されて受容感知されると考えられている。

ロ）網膜地図対応の映像復元感知

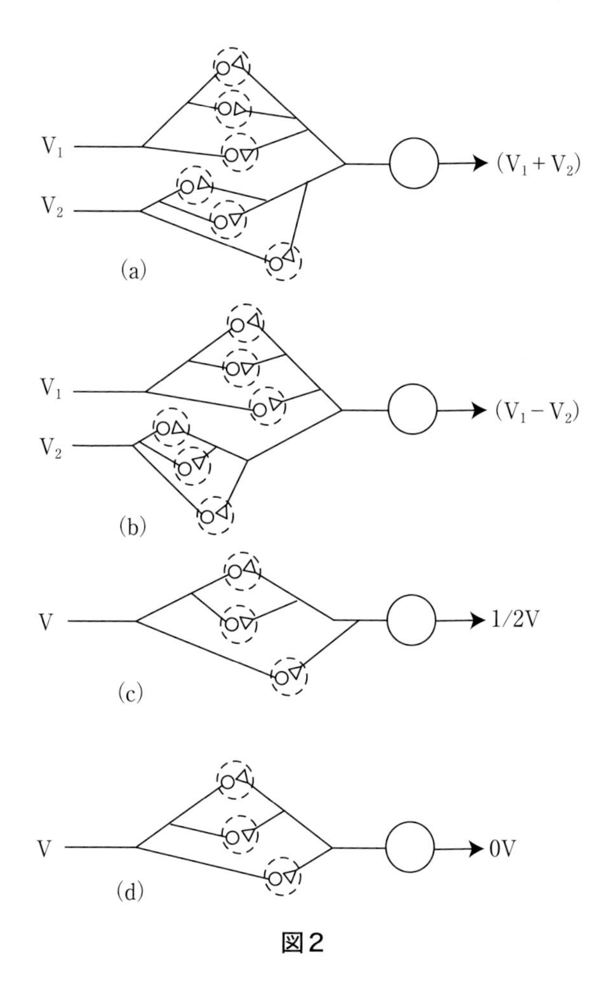

図２

受容野のまとまりで視神経により伝達された空間の光強度分布（網膜像）信号に対し、第１次視覚野の映像復元感知層において、網膜視細胞の配置（座標）と１対１に対応する座標位置の神経細胞の選択的応答が形成されるとする網膜地図対応の映像復元感知が認められている。

➢研究課題例

課題１．視神経（神経節）神経回路の構造機能モデルの考案考案モデルの神経回路構造は視細胞も合わせて膨大な数の神経細胞間相互のシナプス結合に基づく神経線維（軸索）結合によって形成されたものとなっていること。また、視覚情報の検出処理機能は神経回路の結合の仕組みに組み込まれた論理によって実現されるものとなっていること。

課題２．第１次視覚野の網膜像復元感知コラムの神経回路構造・機能モデルの考案

考案モデルの神経回路構造は、神経細胞の信号伝達の知見に基づく神経線維結合によって形成されたものとなっていること。また、視神経により伝達された光強度分布信号から網膜地図対応の映像を復元し感知する視覚情報処理の機能は神経回路の結合の仕組みに組み込まれている論理によって実現されるものとなっていること。

課題３．高次視覚領野における神経回路の空間認知・理解に至る論理の数理モデル考案

イ）視覚学習に基づく視覚認知神経回路形成の数理モデルの考案

ロ）形態知覚

V1からTE野に至る神経回路の形態認知論理の数理モデルの考案。

ハ）運動の認知

眼からMST野に至る神経回路の運動認知論理の数理モデルの考案。

II　視覚システムの数理モデル

脳神経系が解いている計算課題を理論的枠組みで捉え直し、その計算課題を実現する数理モデルとして脳・神経系を理解しようとする計算論的アプローチがある。

ここではその代表的な方法としてのニューラルネットモデルについて、静的モデルの概要を述べる。また、空間を移動する対象の認知に対する計算課題について、数理モデル考案の一例を述べる。

II－1．ニューラルネットモデル

膨大な数の神経細胞の集成体であるヒトや高等動物の視覚神経回路の神経細胞間相互の神経線維結合構造と共に、その視覚情報処理の様式は未解明の課題となっている。

これに対して、ニューラルネットモデルは脳・神経系が解いている課題を理論的枠組みで捉え直し、その計算課題を実現する神経回路網の数理モデルを作り、くり返し学習等による結果として、脳の視覚情報処理のモデル構成が実現されるとする方法論である。

1　数理モデル

神経システムの神経細胞やシナプスの生理学的な機能にヒントを得た「人工的」な神経回路モデルであるニューラルネットモデルは、単純な素子およびそれらの階層的組織の相互に結合した並列的な大規模ネットワークであり、生物の神経系が行うのと同じやり方で現実世界の対象と相互作用するもの、として意図されたものである。

このモデルは並列構造や適応性、また、構成素子機能の単純性を特徴とする神経システムの一種である。単純な機能しか有しない素子であっても、それらを多数並列に結合し、さらに、学習あるいは自己組織化という適応機能によって、システム全体としてはきわめて柔軟で複雑な機能を実現できるモデルである。

➢ニューロンモデル

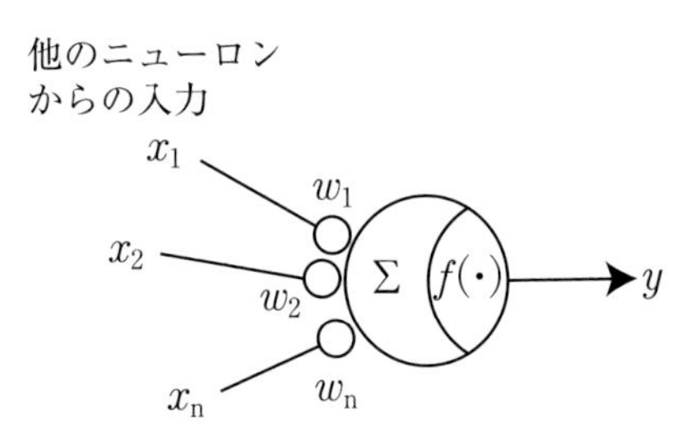

図１　ニューロンモデル素子

ニューラルネットモデルの構成素子であるニューロンモデルには様々な種類があるが、図１に記憶をもたない静的なモデル素子を示す。

この素子は多入力１出力素子モデルであり、入力の重み付総和に対する関数として出力が決まる。ニューロンへの入力を x とし、これをシナプス荷重値 w の内積によって出力 y が決まるものである。即ち、式(1) と記述される。

$$y = f(u),\ u = \sum_{i=1}^{n} w_i x_i \tag{1}$$

シナプス荷重値は任意の実数値をとることができ、正の場合は神経細胞のシナプス部における興奮性応答、負の場合は抑制性応答に対応する。また、０の場合にはシナプス結合が無いものとする。

ここで、$f(\cdot)$ は特性関数と呼ばれ、出力が０か１かの２値をとる閾値関数や連続値をとるシグモイド関数が用いられる。

ニューロンモデルは生体の神経細胞の信号伝達機能のなかでも、シナプス部における情報修飾、細胞体による電位加算、インパルス発生の閾値特性に着目し、多入力１出力素子としてモデル化したものである。

次に、このニューロンモデルを機能素子とする神経システムに対するニューラルネットモデルの構成について述べる。ニューロンモデルを並列的に接続する。各素子からの出力信号はシナプスを介して他の素子への入力信号となる。このとき、素子の接続の仕方、すなわちネットワークの形態によってそれらの動作に大きな違いが生じる。ここでネットワークの形態を、フィードバック結合をもたないものとフィードバック結合をもつものの２種類に分類する。フィードバック結合をもたない形態では、ニューラルネットに入力が与えられると、その信号が出力側に一度流れ、それに伴い内部状態が一度変化するだけでモデルとしての動作は終了となる。即ち、このタイプのニューラルネットモデルは工学モデル的には入力信号に対するパターン変換器と等価なモデルと捉えられる。とくに、ニューロンモデル素子を層状に並べ、前の層から次の層へと一方向にのみ信号が伝達されるタイプは多層ニューラルネットモデルとよばれる。ネットワーク形態がフィードバックをもつものは、一般的には素子間の接続形態に何らの制約も設けず、任意の素子間の接続を許すモデルである。この場合、入力信号は一方向へ流れるのではなく、フィードバックを介して修飾を受けつつネットワークの中を何度も巡り、その結果として、ニューラルネットモデルの動作が動的に変動することになる。

2　学習

入力信号の性質や所望の処理課題に適応的に変化し、処理課題に対する対応能力が向上するとするモデルの学習は、ニューロンモデルにおけるシナプス荷重値の更新動作により実現される。実際の神経システムにおける学習のメカニズムは、その詳細が解明されたとよべる状況にはないが、生体における視覚学習がシナプス部の変化を伴うことは広く知られた事実である。ニューラルネットモデルの学習も、このような現象の一側面をモデル化したものとなっている。

学習に外部情報を用いる場合、教師あり学習と呼ばれる。例えば、ある多変数関数 $\tau(x_i)$ を教師信号として、ニューラルネットワークの入出力関係 $y=y\ (x, w)$ を用いて近似する場合を考える。

学習法は教師信号に対するニューラルネットの出力信号との差の２乗和が誤差関数としての次式

$$F(\boldsymbol{w}) = \Sigma_i \{\tau\ (\boldsymbol{x}_i) - \boldsymbol{y}(\boldsymbol{x}_i, \boldsymbol{w})\}^2 \tag{2}$$

が与えられるときに、学習に伴って残差の２乗和が最小となるような学習則が次式で与えられる。

$$d\boldsymbol{w} / dt = -\ \varepsilon\ dF / d\boldsymbol{w} \tag{3}$$

➢不良設定問題の正則化と学習モデル

ある集合 X に基づいて、ある集合 Y へ至るための最適な関数 f_0 を求めることに関する学習の定式化は以下のようになる。

入力ベクトル x_{m} (m=1, 2,…) と対応する理想的な出力
$y_{\mathrm{m}} = f(x_{\mathrm{m}})$ m=1, 2,…の訓練データを次々に神経回路に提示していく。
このとき、出力誤差の２乗和

$$\sum_m \{f_0(x_m) - y_m\}^2 \tag{4}$$

ができるだけ小さくなるように、結合荷重を調節していく。そのためのアルゴリズムの一つとして誤差伝播法がある。問題は最小値を与える f_0 は必ずしも一意に決定されない。また、出力における僅かな誤差 $f_0(x_{\mathrm{m}}) - y_{\mathrm{m}}$ が解 f_0 に大きな影響を及ぼす不安定さもある。このような

性質をもつ問題のため一般不良設定問題と呼ばれている。

以上のように視覚系の構造と機能の関係がなぜそのようになっているのかという計算論的な問題の答えに対する手掛かりが示される方法論となっている。

しかし、このようなモデルではその設計法と一般論がない。形成された神経回路の実際の働き方についての一般的理解がない。学習によってシナプス強度の変化を具体的に述べることができるが、それであっても神経回路全体がどのように確定し、どのように記述できるかの知見を得ることができない。

生体の膨大な数の神経細胞間相互の神経線維（軸索）結合構造と、その結合の仕組みに組み込まれている視覚情報処理の論理を明らかにする観点からの問題が残っている。

II－2．2次元的運動の記憶想起神経回路モデル

あらまし

本研究では高等動物のもつ視覚機能の一つである運動視の記憶想起の機能を具現する工学モデルの考案を目的とする。ここでは、脳の情報処理は多数のニューロンの集成体によって基本単位を形成し、神経回路内のある程度の個性をもったニューロンが協調的に働くことにより、各部位に固有な情報処理機能を発現するとするセルアセンブリの考え方に基づき、信号検出、記憶、記憶想起の各機能を形成する演算細胞に少しずつ異なる演算機能を想定する。まず、網膜モデルを光刺激強度の時間的変化を検出して出力するような演算要素の２次元的配列としてモデル化する。つぎに、運動情報の抽出機能を視対象の運動方向及び速さに適応する光検出点のパターンを定義し、各パターン信号の空間加算処理を行う演算細胞の集合としてモデル化する。また、運動情報の一時記憶機能は信号伝達の遅い個性をもった演算細胞の直列結合で形成する。一方、記憶想起の機能は水平・垂直成分の記憶情報に基づいて興奮状態か非興奮状態かを生起する演算細胞を２次元的に配列して形成する。これによって、視対象の２次元的運動の記憶を演算細胞の興奮パターンの推移として表象する機能が形成できることを示す。

1　まえがき

ヒトを始めとする高等動物の視覚機能の一つとして、視野内を移動する対象に対し、その対象が過去にどの位置に在って、どの方向にどのような速さで動いたかを想起する機能がある。

生体の視覚システムにおいて、視野内の注目対象の運動は、わずかな

時間差で呈示される運動対象の、３次元空間内での２つの位置からの視覚刺激として、２次元平面の網膜上へ射影され検出される。

３次元空間内対象の運動認知にはさらに、網膜地図対応の空間情報や、両眼視差情報などとの統合に基づく、運動対象の３次元空間への逆変換による背景と対象の相対的な位置の推移の復元感知処理が不可欠と考えられる。しかし、このような神経回路モデルの考案はここでは将来の課題のままとなっている。

本文では、２次元平面に射影された空間内対象の視覚刺激の２次元的運動の方向と速さを感知し、記憶する神経回路機能を模擬した数理モデルの一構成について述べている。

2　運動想起神経回路

2.1　運動視モデル

高等動物では網膜から高次視覚野（MT 野、MST 野）に至る運動視の視覚経路が存在することが認められている（図１）。しかし、この視覚経路の各部位、各領野において、視対象の運動を感知し、その情報を一時的に記憶し、記憶に基づいて再度運動を想起する、その情報処理の原理とはどのようなものか、また、情報処理を具現化する神経細胞集成体の結合構造とはどのようになっているのかについては未解明の課題となっている。

本数理モデルにおいて、まず、光刺激の時間的変化を検出する網膜モデルを光強度検出細胞層と、正極型／負極型細胞層と、出力細胞層とで構成する。このモデルで、中間層の細胞に信号伝達の遅延時間 t を想定し、出力層の細胞に空間加重機能を想定する。これによって、網膜全域での光強度の時間変化を差分信号として検出し、出力する機能が形成できることを示す。次に視対象の水平方向及び垂直方向への並進運動に選択的に適応する光検出点のパターンを定義する。また、各パターン毎に

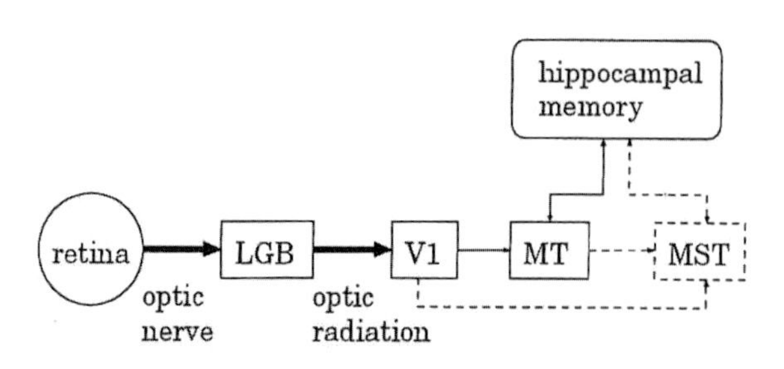

図１　運動視に関連する視覚神経系経路の概要

演算細胞１個を接続し、入力信号に対する空間加算処理によって、網膜上を移動する視対象の有無と、その存在範囲に関する情報を抽出する。

この水平運動に適応する出力部位と、垂直運動に適応する出力部位に、演算細胞の直列連結による運動記憶コラムを形成する。ネットワークによって抽出された運動情報は、このコラム内を一定の伝達時間を要して伝達されるので、視対象の運動方向及び速度の履歴が、コラム上の演算細胞の興奮状態と非興奮状態の時間的推移として表象される形で一時記憶機能が形成できる。また、運動履歴の記憶を想起する記憶想起層の各演算細胞を、入力信号を一方向へ伝達する細胞と、２入力信号の相互相関処理によって興奮状態か非興奮状態かを生起する細胞から成る演算機能としてモデル化する。このような演算要素を２次元的に配列して接続し、運動記憶想起層を構成する。これによって、視対象の過去から現時点までの運動経路及び運動方向と速さの記憶を、演算細胞の活動（興奮）パターンの２次元的推移として表象する記憶想起回路機能が形成できる。

2.2　モデルの構成

数理モデルとして、神経細胞を模擬した演算細胞を想定し、この演算細胞の集成体によって、網膜からMT野、海馬体（hippocampal memory）までの神経回路の機能モデルを構築する。図２に運動想起神

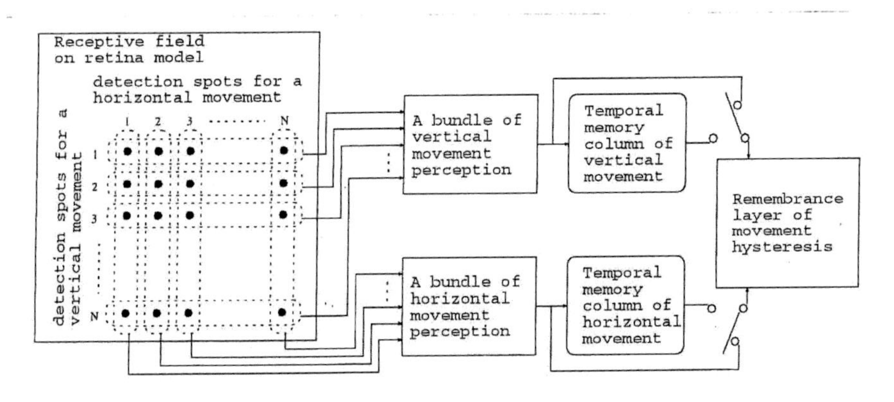

図2　運動想起神経回路モデル

経回路モデルの基本構成を示す。

ここでは、網膜モデルはＮ行×Ｎ列の光検出点からなるものを想定する。また、視対象の２次元的運動とは、ここでは網膜上での像の動きを意味することとする。いま、視野内を運動する物体が存在すると、光刺激強度の時間的変化が検出される。この変化の検出信号を網膜モデルから出力する。このとき、各行のＮ個の検出点群を１パターンとし、各パターン毎に、１個の演算細胞を接続し、パターン上での光刺激強度の時間的変化の有無を検出し出力する。これらの出力を、行パターンの順に並べてＮビットの垂直運動感知束を形成する。同様にして、各列パターンに対応する演算細胞の出力を列パターンの順に並べてＮビットの水平運動感知束を形成する。

水平運動履歴記憶コラムは、水平方向運動感知束の信号を入力として、コラム内の後続の演算細胞に次々に伝達する。このとき、各細胞間の信号伝達に一定の時間を要するので、視対象の水平運動の方向及び速度の時間履歴が、水平運動履歴記憶コラム内の演算細胞の興奮状態と非興奮状態の時間的推移のパターンとして一時的に記憶されることになる。同様にして、垂直運動履歴記憶コラムは視対象の垂直運動の方向及び速度の時間履歴を一時的に記憶する。

運動記憶想起層は、水平・垂直各運動履歴記憶コラムの信号を入力として、水平方向の興奮信号と垂直方向の興奮信号が同時に一つの演算細胞に入力するとき活動（興奮）状態となり、それ以外は非興奮状態となる反応をする。これによって視対象が網膜上で、過去にどの位置にあって、どの方向にどのような速さで動いたかを想起層上に演算細胞活動（興奮）パターンの時系列的推移として表象することができる(注)。また、記憶コラムを介さず直接、水平・垂直運動感知束の出力信号を入力とすると、網膜映像として現に動いている視対象の動きが、演算細胞の興奮と、興奮部位の時間的推移として感知される。

3　運動の一時記憶と想起

3.1　光刺激変化の検出

固定視野の中で動くものが存在すると、網膜を照射する光強度分布が時間的に変化する。網膜ではこの光強度の変化を検出し、運動情報として視神経から高次視覚野へ出力する機能がある。このような網膜の機能モデルをどのように構成するかが問題となる。

図３に光照射強度の時間的変化の情報を抽出する網膜機能の回路モデルを示す。ここでは、モデルを構成する演算細胞を、入力刺激（信号）をそのまま次の演算細胞へ出力する正極細胞と、入力信号の符号を反転して出力する負極細胞でモデル化する。また、各演算細胞には信号伝達の遅延時間 τ を想定する。網膜上で、隣接する複数の光受容ニューロンの小領域を一点 (i, j) とする光検出点の、時刻 t での出力を $f(i, j|t)$ とする。これを入力として、第２層の正極細胞は τ 時間遅れで第３層の出力細胞に $f(i, j|t-\tau)$ を出力する。一方、負極細胞ルートは、負極細胞で

注）生体が運動を感知するとは、情報処理的にどういうことか明確に合意された定義は見当たらない。ここでは、演算細胞の興奮パターンの生起をもって運動対象の存在の感知とし、その方向と速さは、興奮パターンの時間的推移の方向と、推移の大きさが対応するという意味で運動が感知されるとする。

τ 時間遅れの $-f(i,j|t-\tau)$ を出力し、次の細胞でさらに τ 遅れるので、第３層の出力細胞には２ τ 時間遅れの $-f(i,j|t-2\tau)$ を出力することになる。従って、第３層の細胞へは図３（b）に示すように、光検出点 (i,j) への光刺激が運動物体の通過によって時刻 t_k で変化したとき、その差分信号

$$s_{ij}(t_k) = f(i,j|t_k) - f(i,j|t_k - \tau) \qquad (1)$$
$$i,j = 1,2,\cdots,N$$

が入力される。ここで、出力細胞は感知閾値を $d\,(>0)$ として、

$$x_{ij}(t_k) = \begin{cases} 1 & |s_{ij}(t_k)| \geqq d \\ 0 & |s_{ij}(t_k)| < d \end{cases} \qquad (2)$$
$$i,j = 1,2,\cdots,N$$

を出力するとする。このような光検出回路を１つの検出点として、２次元的にＮ行×Ｎ列配置して網膜モデルを構成する。

3.2　運動情報の抽出

N×N 個の光検出点信号は１次視覚野へ送られ、ここで、MT 野で必要となる情報の分配（抽出）が行われるが、網膜上の２次元的広がりの中で検出された光刺激強度の変化の信号から、視対象の位置と、水平・垂直方向運動成分をどのように抽出するかが問題となる。

ここで、対象の垂直方向への並進運動に適応する光検出点のパターンを、網膜モデル上の各行の１列からＮ列までのＮ個の光検出点群を１パターンとする、Ｎ個の行パターンで与える。即ち、時刻 t_k での行パターンの光刺激信号ベクトル $\boldsymbol{x}_{vi}(t_k)$ が次式で与えられる。

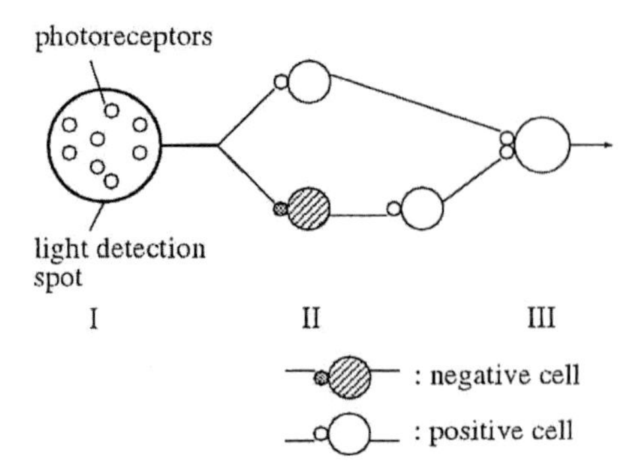

(a) Functional model of Y type ganglion

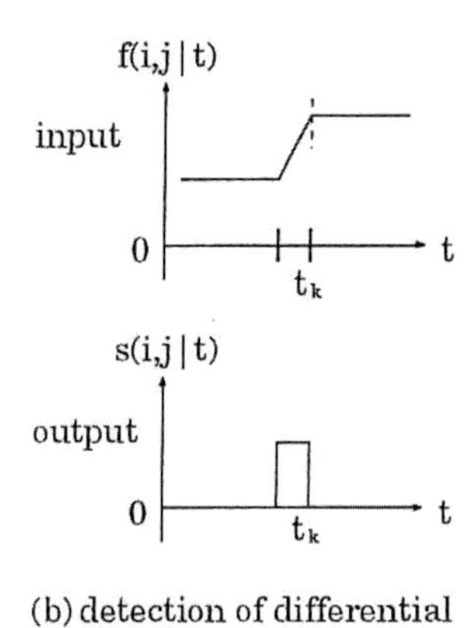

(b) detection of differential signal

図３　光強度の時間差分を抽出する細胞モデル

Fig.3 Functional model to detect the time difference of stimulation

$$\mathbf{x}_{vi}(t_k) = \left[x_{i1}(t_k), x_{i2}(t_k), \cdots, x_{iN}(t_k)\right]^T \qquad (3)$$
$$i = 1, 2, \cdots, N$$

同様にして、水平方向への並進運動に適応する光検出点のパターンを、網膜モデル上の各列の1行からN行までのN個の光検出点群を1パターンとする、N個の列パターンで与える。

このとき、列パターンの光刺激信号ベクトル $\boldsymbol{x}_{hj}(t_k)$ は次式で与えられる。

$$\mathbf{x}_{hj}(t_k) = \left[x_{1j}(t_k), x_{2j}(t_k), \cdots, x_{Nj}(t_k)\right]^T \qquad (4)$$
$$j = 1, 2, \cdots, N$$

式 (3)、(4) で与えられるN次元の光検出点パターン2N個に対して、図4に示すように各1個の演算細胞を接続し、各演算細胞に空間加算の機能を想定すると、各演算細胞の出力 $\mathbf{c}_{\cdot}(t_k)$ は次式で与えられる。

$$c_{vi}(t_k) = \begin{cases} 1 & \sum_{j=1}^{N} x_{ij}(t_k) \neq 0 \\ 0 & \sum_{j=1}^{N} x_{ij}(t_k) = 0 \end{cases} \qquad (5)$$
$$i = 1, 2, \cdots, N$$

$$c_{hj}(t_k) = \begin{cases} 1 & \sum_{i=1}^{N} x_{ij}(t_k) \neq 0 \\ 0 & \sum_{i=1}^{N} x_{ij}(t_k) = 0 \end{cases} \qquad (6)$$
$$j = 1, 2, \cdots, N$$

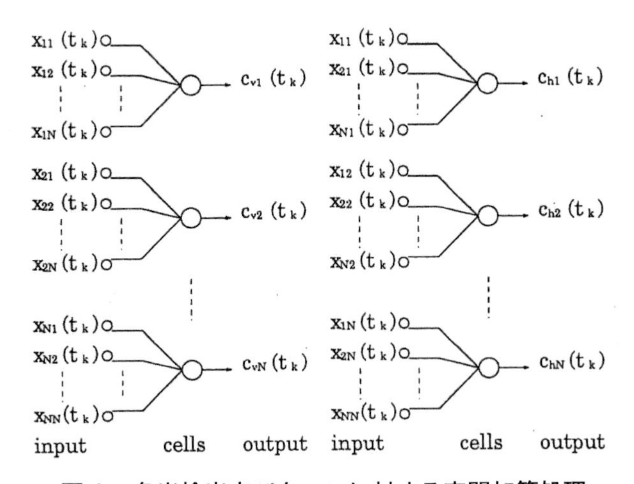

図４　各光検出点パターンに対する空間加算処理

Fig.4 Additional processing for each column and row pattern.

3.3　運動の感知束

高等動物の視覚機能では、運動対象の水平方向と垂直方向の運動成分に対し選択的に感知する能力があると考えられる。ここでは、この機能を運動感知束としてモデル化する。

ここで、式（5）の出力を一まとまりとしてまとめ、垂直運動感知束 $\mathbf{p}_v(t_k)$ とする。

$$\mathbf{p}_v(t_k) = \left[c_{v1}(t_k), c_{v2}(t_k), \cdots, c_{vN}(t_k)\right]^T \qquad (7)$$

同様にして、式（6）の出力を用いて、水平方向運動感知束 $\mathbf{p}_h(t_k)$ とする。

$$\mathbf{p}_h(t_k) = \left[c_{h1}(t_k), c_{h2}(t_k), \cdots, c_{hN}(t_k)\right]^T \qquad (8)$$

今、ある大きさをもった物体が視野内で水平方向に並進運動を行って光刺激が変化すると、光を検知した列方向の各列方向の各光刺激パターンの位置と大きさに対応する $\mathbf{p}_h(t_k)$ 内の部位の値が非零値となり、その部位が対象の運動の水平速度成分に対応して変化する。同様にして、物体が視野内で垂直方向に並進運動して光刺激が変化すると、変化を検知した行方向の各光刺激パターンの位置と大きさに対応する $\mathbf{p}_v(t_k)$ 内の部位の値が非零値となり、その部位が対象の運動の垂直速度成分に対応して変化する。

視野内に運動対象が存在しない場合は $\mathbf{p}_h(\cdot)$、$\mathbf{p}_v(\cdot)$ とも常に零ベクトルとなっている。

なお、検出可能な対象の大きさおよび運動速度のしきい値は、視野内で１検出点以上の大きさおよび１検出点／$(t_k - t_{k-1})$ 以上の移動視覚で与えられる。

3.4　運動履歴記憶コラム

視対象が網膜上を２次元的に運動したとき、その位置、運動方向及び速度の履歴を、どのようなメカニズムで脳神経回路に記憶しているかが問題となる。

ここでは、入力刺激の時系列を一時的に記憶する回路を図５のように構成する。図５（a）は記憶回路の各演算細胞の信号伝達機能のモデルであり、刺激信号が入力すると、興奮状態となる。演算細胞は ΔT（$= t_k - t_{k-1}$）時間の遅延を伴って、次の演算細胞へ刺激信号を送出する。送出を終えると再び非興奮状態に戻ると想定する。図５（b）は瞬時記憶回路の構成を示す。図において、各演算細胞は直列にＭ個連結している。この回路に、外部から刺激信号が入力すると、まず、１番目の演算細胞が活動（興奮）し２番目、３番目へと次々に活動が継続して、刺激信号が伝播する。各細胞間の信号授受に要する時間を ΔT とすると、$M\Delta T$ 時間過去の刺激信号が第Ｍ番目の演算細胞の興奮状態として保持（記憶）され、Ｍ＋1時点過去の刺激信号の記憶は消失する。これによって、M 時点過去から一時点過去までの M 列の入力信号における、刺激／非刺激信号のパターンを、各演算細胞の興奮／非興奮パターンとして一時的に記憶する機能が形成できる。

図５（c）は短期記憶回路の構成を示す。図に示すように各 M 個の演算細胞は環状に連結している。記憶すべき過去のある時間区間における M 列の入力信号は、この閉回路をぐるぐると循環し、信号の伝達に一定の減衰が生じるまで、刺激／非刺激信号のパターンを、演算細胞の興奮／非興奮状態の循環列パターンとして保持することにより、短期記憶機能が形成される。

以上述べた入力刺激列の一時記憶回路を用いて、視対象の２次元的並進運動における水平運動に適応した運動履歴情報あるいは垂直運動に適応した運動履歴情報を記憶するための運動履歴記憶コラムを図６のように構成する。

記憶コラムは N 個の記憶回路を並列に並べて構成する。各記憶回路は、水平方向運動感知束 $\mathbf{p}_h$ あるいは垂直方向運動感知束 $\mathbf{p}_v$ の各ビットと１対１に対応し、各ビットの信号を記憶回路内に次々に伝達する。これによって、運動感知束の時系列信号が記憶コラム内の同じ時間位相上でみたとき、演算細胞の興奮状態と非興奮状態の時間的推移パターンとして記憶される。

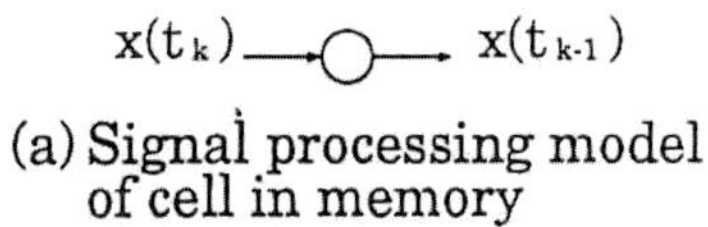

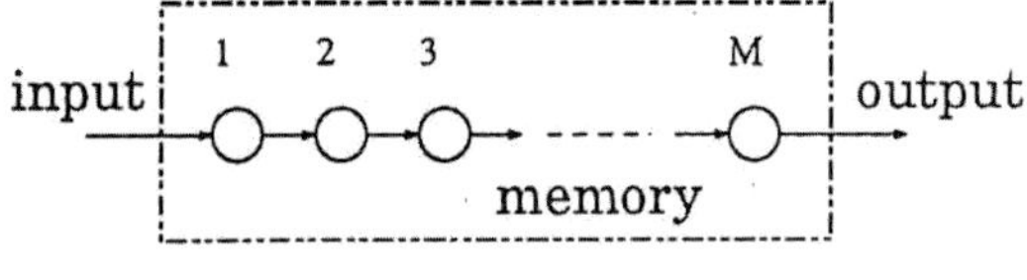

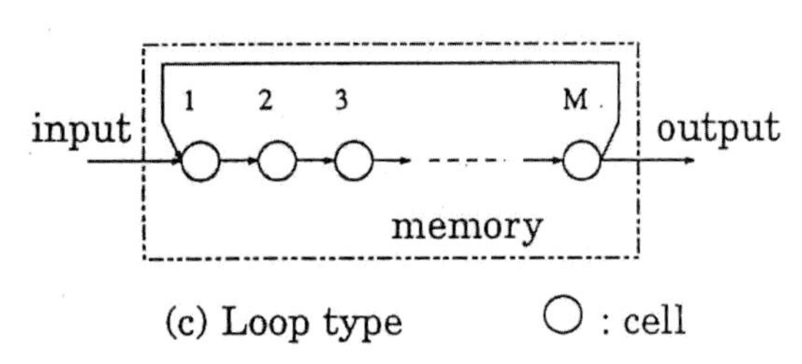

図５　入力刺激列の一時記憶回路

Fig.5　Models of temporal memory for serial stimulus pattern.

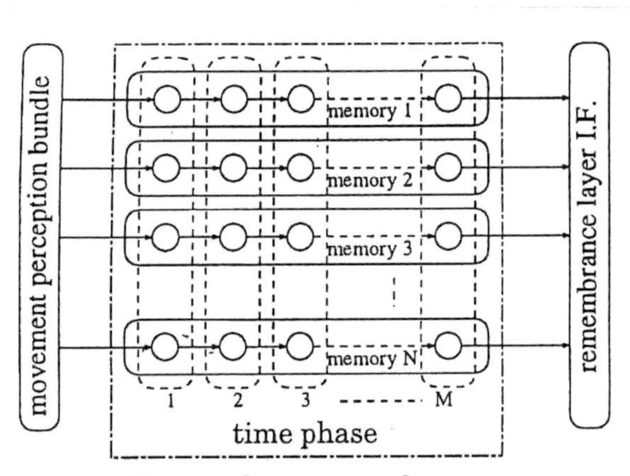

図６　運動履歴記憶コラムの構成

Fig.6　Temporal memory column of movement.

3.5　運動記憶の想起

ここではまず、運動記憶想起層を構成する各演算要素を、図７に示すように、入力信号を各々一定方向へ伝達する細胞対と、対細胞からの出力信号の相互相関処理をする演算細胞によって構成する。

このようにモデル化した演算要素を図８のように並・直列方向にN行×N列接続して、運動記憶の想起層を構成する。いま、垂直方向運動履歴記憶コラムから出力された、過去 t_{k-m} 時点の運動感知束信号が想起層に入力されたとする。このとき、i 行の演算細胞の全てに運動知覚束 i ビット目の信号 c_{vi} (t_{k-m}) が伝達される。同様にして、過去 t_{k-m} 時点の水平方向運動感知束信号が想起層に入力されたとする。このとき、j 行の演算細胞の全てに、運動感知束 i ビット目の信号 $c_{vj}(t_{k-m})$ が伝達される。

したがって、過去 t_{k-m} 時点の水平方向及び垂直方向運動履歴記憶コラムからの入力信号によって、運動記憶想起層の各細胞状態の出力は、

$$y_{ij}(t_{k-m}) = c_{vi}(t_{k-m}) \sqcap c_{hj}(t_{k-m}) \qquad (9)$$
$$i, j = 1, 2, \cdots, N$$

で与えられる。ここで、i 行、j 列の位置の演算細胞の活動状態を

$$f(i,j)_{i,j \in N} = \begin{cases} 1(\text{興奮}) & \{y_{ij}(t_{k-m})\} \neq 0 \\ 0(\text{非興奮}) & \{y_{ij}(t_{k-m})\} = 0 \end{cases} \qquad (10)$$

と変換すれば、演算細胞の興奮パターンを２値の状態分布として表現できる。

記憶コラムから、過去の運動感知束の運動感知パターンの記憶を次々と入力することによって、t_{k-m} 時点の位置から t_{k-1} 時点までの視対象の２次元的運動が、演算細胞の興奮パターンの時間的推移として表象される。

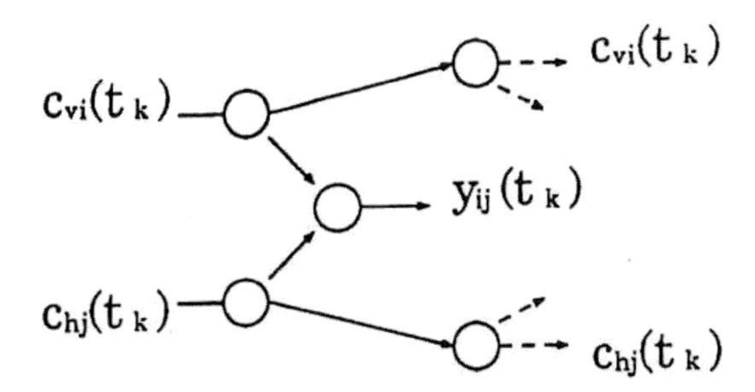

図７　記憶想起層の演算細胞モデル

Fig.7　Signal processing element on remembrance layer.

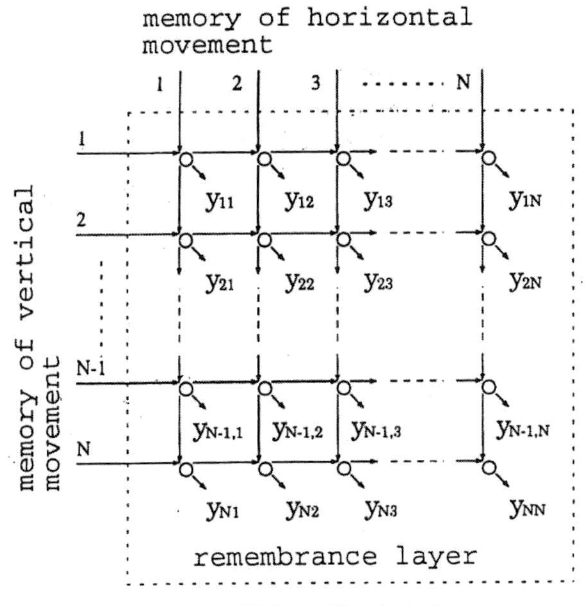

図８　運動履歴記憶の想起層

Fig.8　Remembrance layer of movement hysteresis.

4　シミュレーション

「3　運動の一時記憶と想起」で述べたモデルを計算機内に構成し、計算機シミュレーションによって、本手法の有効性を検討した。

図９に示すように、64×64光検出点の視野内で背景と濃度レベルの異なる菱形の視対象１個を想定した。この視対象が任意の移動速度で水平方向へ並進運動する場合について、シミュレーションを行った。図10に、水平・垂直運動履歴記憶コラムの演算細胞を同一時間位相上でみたときの興奮パターンを示す。図10（a）から明らかなように（水平方向への並進運動に対応して）水平方向への運動情報が「3.2　運動情報の抽出」で述べた原理によって抽出され、水平運動履歴記憶コラムの演算細胞の興奮パターンの時間的推移として、記憶されていることが分かる。一方、垂直方向への運動成分は零であり、図10（b）に示すように、垂直運動履歴記憶コラム内の興奮部位が、時間的に一様となる状態で記憶されていることが分かる。図11に運動記憶の想起の結果を示す。図から明らかなように、網膜像の位置の記憶と、その運動方向及び速さが記憶想起層の演算細胞の興奮パターンの時間的推移として表象されることが分かる。視対象の運動方向は興奮パターンの推移の方向として、また、速さは興奮部位の移動の大きさとして感知される。

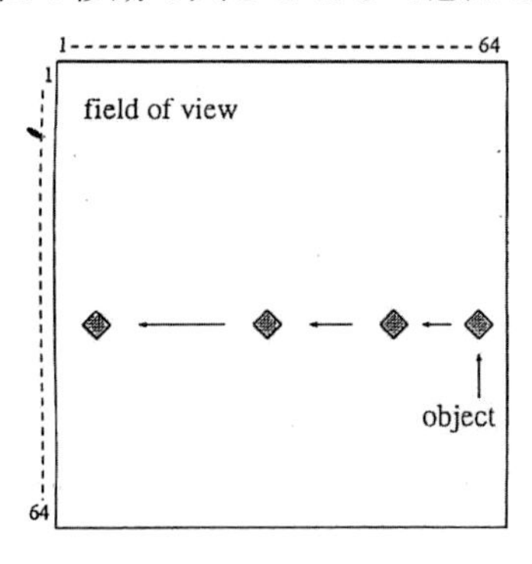

図９　単一方向への運動例

Fig.9　Unidirectional movement case of object.

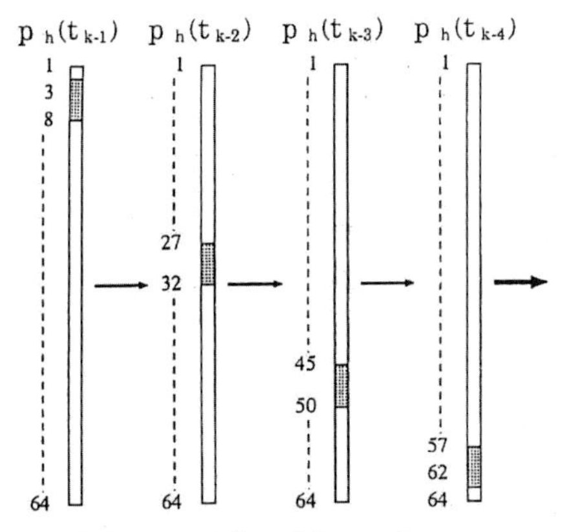

(a) Time serial exciting pattern
for horizontal element

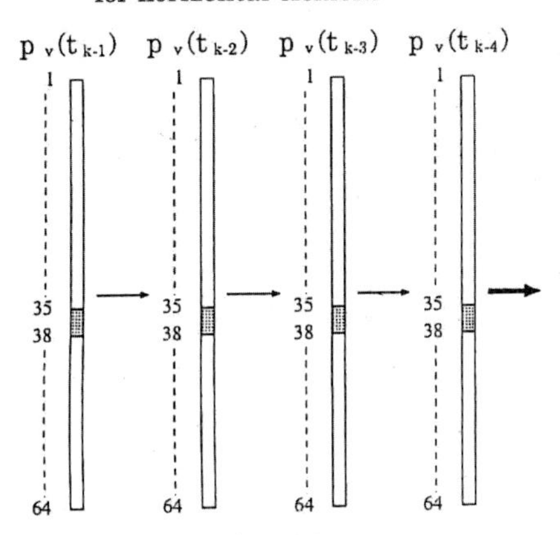

(b) Time serial exciting pattern
for vertical element

▒ : Exciting cells

図10　記憶回路内の興奮状態

Fig.10　Exciting status of temporal memory column.

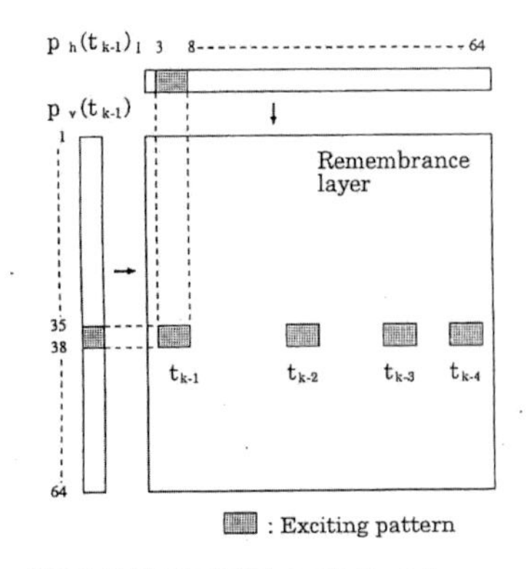

図11　運動記憶想起層の興奮パターンの推移

Fig.11　Dynamical pattern of exciting cells on remembrance layer.

つぎに、図12に示すように、視対象が任意の速さで任意の方向へ運動した場合のシミュレーション結果を図13、14に示す。図13は水平・垂直運動履歴記憶コラムを同一時間位相上でみたときの演算細胞の興奮パターンの時間的推移を示す。図から明らかなように、対象の水平方向と垂直方向の運動成分が各々抽出され、演算細胞の各々異なる活動部位の時間的推移として記憶されることが分かる。図14は運動記憶の想起の結果を示す。図から明らかなように、視対象の網膜像の位置と、その運動方向及び速さの履歴が記憶想起層の興奮パターンの時間的推移として感知されることが分かる。

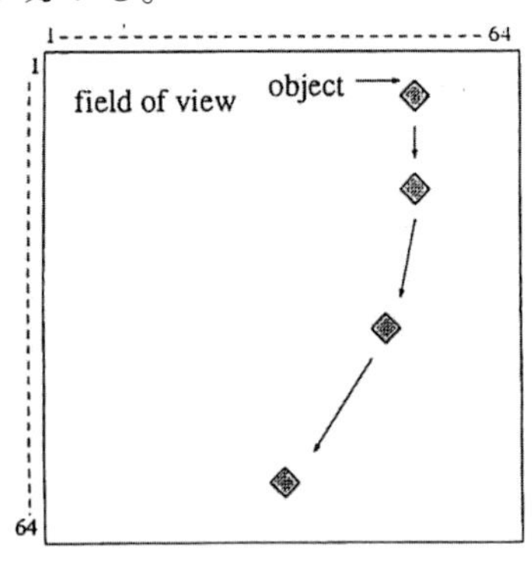

図12　任意方向への運動例

Fig.12　Omni-directional movement case of object.

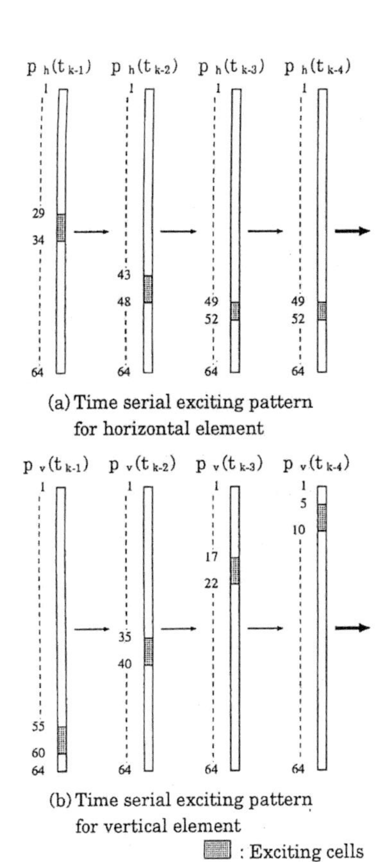

図13　記憶回路内の興奮状態

Fig.13　Exciting status of temporal memory column.

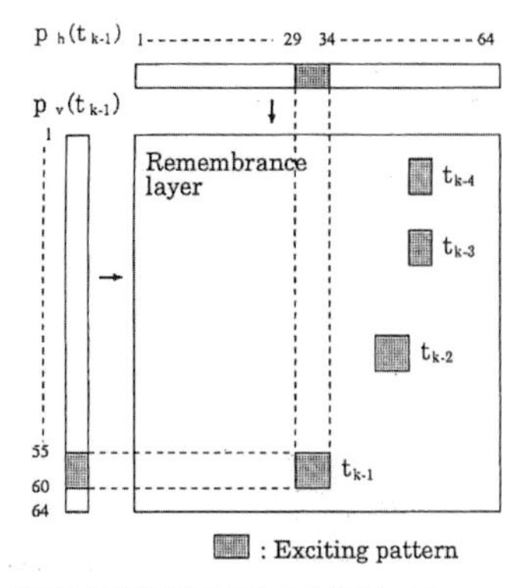

図14　運動記憶想起層の興奮パターンの推移
Fig.14　Dynamical pattern of exciting cells on remembrance layer.

5　むすび

視対象の運動を記憶し、記憶に基づき想起を行う神経回路の機能を、ニューロンを模擬した演算細胞の集成体によって形成する一方法を提案した。シミュレーションによって、この数理モデルが、網膜像の２次元的任意の運動に対し、その方向と速さに対応した情報を抽出し、抽出した情報を一時的に記憶し、記憶に基づいて視対象の運動履歴を想起するものであることを示した。しかし、本文では高等動物が視対象の運動の方向や速さを認知するとはどのようなことか、また、その機能をどのように定義し、数理モデルとしてどのように記述すべきかについては未検討である。また、奥行き方向や回転を含む３次元的運動の感知・認知機能の数理モデルの構築も今後の課題である。

文献〈本モデルの考案において、参考とした文献〉

［1］　松本元・大津展之共編『脳・神経系が行う情報処理とそのモデル』培風館、pp.51−93、March 1994

［2］　酒田英夫『空間認知と動作指向性知覚　脳とニューラルネット（甘利俊一・酒田英夫共編）』朝倉書店、pp.93−116、April 1994

［3］　松田隆夫『視知覚』pp.43−56、培風館、1995

［4］　福田忠彦『生体情報論』朝倉書店、pp.81−105、Feb 1997

［5］　森晃徳「特徴抽出器と運動視機能」『心理学評論』vol.29、no.3、pp.337−349、March 1986

［6］　Jan. P.H. van Santen, and George Sperling, *Elabo−rated Richardt detectors*, Biol. cybern., 68, pp.247−252, 1993.

［7］　Makoto Hirahara, Takashi Nagano, *A neural network model for visual motion detection that can explain psychophysical and neurophysiological phenomena*, Biol. Cybern., 68, 247−252, 1993.

［8］　Ruye Wang, *A Network Model for the Optic Flow Computation of the MST Neurons*, Neural Networks, vol.9, no.3, pp.411−426, March 1996.

［9］　二木宏明『記憶とその脳モデル―脳とコンピュータ５（松本元・大津展之共編）』培風館、pp.135−182、March 1994

［10］　大森隆司『記憶における海馬と新皮質の役割分担―脳とニューラルネット（甘利俊一・酒田英夫共編）』朝倉書店、pp.160−174、April 1994

［11］　黒田洋一郎『ヒトの記憶・学習メカニズム』Brain Medical、３(1)、pp. 13−20、1991

［12］　信濃毎日新聞社編『脳小宇宙への旅』紀伊國屋書店、pp.141−144、Nov 1994

［13］　櫻井芳雄『記憶情報処理とダイナミックな神経回路』信学技報、MBE96−140、NC96−154、pp. 319−326、March 1997

Ⅲ　視覚神経回路の構造モデル

（A structural model of the neural network of vision）

あらまし

本研究では、高等動物の視覚神経回路について、眼から第１次視覚野までの神経回路の構造モデルの考案を目的とする。

神経生理学的知見によれば、網膜視細胞からの出力信号を多数の神経細胞のシナプス結合により構成される視神経（神経節）回路により、第１次視覚野へ向け一方向へ伝達する過程で、視界の中の明暗境界（輪郭エッジ）情報などの視覚情報の抽出処理を行い、外側膝状体を経由して第１次視覚野に至り、網膜地図対応の映像復元感知と共に、方位選択的エッジ線分の感知機能が発現すると考えられている。ここでは、視覚神経回路の情報処理機能素子である神経細胞の信号伝達の多様性に基づき、神経細胞対構成を単位とする２つのタイプの演算機能単位構成を定義する。次に、タイプ１の演算機能単位構成間相互の神経線維（軸索）結合の構成論理を示し、これに基づいて視神経（神経節）回路の構造モデルを形成する。また、タイプ２の演算機能単位構成間相互の神経線維（軸索）結合論理に基づき、第１次視覚野の網膜像復元感知層コラムの神経回路構造モデルを形成する。これによって、網膜からの光刺激信号の伝達と、視界の中の明暗境界（エッジ）領域の検出感知および網膜地図対応の映像を復元感知する視覚神経回路の構造モデルを形成できることを示す。

1　まえがき

ヒトをはじめとする高等動物の視覚機能として、網膜上の視細胞で外界からの光刺激信号を検出し、視神経によって検出信号を伝達して、第1次視覚野で網膜対応映像を復元感知すると考えられている[1][2]。

網膜から視神経、第1次視覚野に至る神経回路は全て、演算機能単位素子である膨大な数の神経細胞相互のシナプス結合による神経回路網として形成されている。ヒトや高等動物の視覚神経回路について、網膜上視細胞の機能・構造[1]、神経生理学的光刺激実験による第1次視覚野の興奮応答に関する知見[2][3]、視覚神経回路全体の構成単位である神経細胞の信号伝達のメカニズム[6][7]など、これまでに視覚神経回路の基本的な構成要素に関する多くの知見が得られている。しかし、膨大な数の神経細胞間相互の神経線維結合構成の仕組み、また、その結合構造に組み込まれている視覚情報処理の論理の解明は残された課題となっている[13]。

本書は網膜上視細胞から視神経、第1次視覚野に至る視覚神経回路について、2次元配置された網膜視細胞と、視神経（神経節）回路の神経細胞との神経線維結合の仕組み、視神経神経節回路を構成する膨大な数の神経細胞間相互の神経線維結合の仕組み、第1次視覚野を構成する神経細胞間相互の神経線維結合の仕組みを定義し、これに基づいて視覚神経回路を形成し、その結合構造に組み込まれている視覚情報処理の論理に基づき、第1次視覚野で空間の明暗境界（エッジ輪郭）の感知、および、網膜地図対応の映像を復元感知するとする神経生理学の知見を具現化する視覚神経回路の構造モデルを提案しようとするものである。

ここでは、神経細胞のシナプス結合による信号伝達の多様性に基づき、神経細胞対・による2つのタイプの演算機能単位構成を定義する。本文ではまず、外界の光刺激信号を検出する網膜モデルを、第1次視覚野の神経細胞の興奮応答と対応する網膜上の視細胞の範囲に関する神経生理学的知見に基づき、受容野単位で構成する。これによって第1次視覚野の映像復元感知層の神経細胞領域と、網膜上映像位置が1対1で対応する信号伝達、映像復元の視覚神経回路の枠組みが定義される。次に、本文で定義する演算機能単位構成のタイプ1を用いて、網膜上の2次元配列位置（座標）の視細胞と対応した神経細胞対構成（タイプ1）との神経線維（軸索）結合を定義する。また、演算機能単位構成間相互の神経線維（軸索）結合構造を定義し、網膜からの映像信号伝達と空間のエッジ領域検出の機能を有する視神経（神経節）の神経回路モデルを提案する。また、タイプ2の演算機能単位構成について相互の神経線維（軸索）結合構造を定義し、中継層に伝達された信号から網膜地図対応の映像を復元感知する第1次視覚野の神経回路モデルを提案する。以下、本文では視覚神経回路（構造）モデルの構成法および手法の原理を述べる。また、計算機シミュレーションによって、網膜上視細胞の出力信号を伝達する過程でのエッジ領域信号の抽出と第1次視覚野方位選択感知層での感知、および、第1次視覚野での網膜地図対応の映像を復元感知する機能が実現されることを示す。

2　視覚神経回路

図1は生体の眼から第1次視覚野に至る視覚系を構成する視覚神経回路の概要を示す図である。薄いシート状の構造をもつ網膜（retina）上に2次元的に配列された視細胞（光受容器）に対する外界からの光刺激は電気信号に変換されて、視神経（optic nerve）により眼球外へ伝達され、外側膝状体（LGB）からの視放射（optic radiation）を経て、第1次視覚野 V_1 に至って網膜映像の復元がなされると考えられている。

高等動物での神経生理学的光実験から、第1次視覚野 V_1 の映像復元感知層では全て、網膜の視細胞位置と対応した、同一部位での映像視を復元する、即ち、網膜対応地図をもっていることが調べられている。

一つ一つの神経細胞が入力を受ける視野の領域を受容野と呼ぶが、最

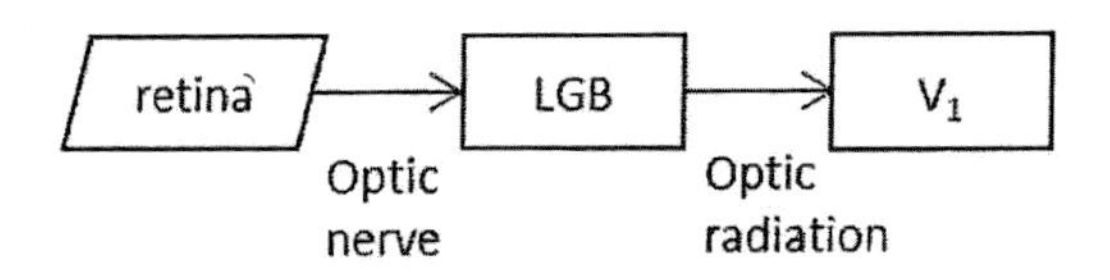

図１　視覚神経回路の概要

Fig.1　An outline of visual pathway.

も小さな受容野細胞は網膜上の視細胞（光受容器）である。個々の視細胞はその細胞位置を照射した光にしか応答しないので、視細胞の大きさがそのまま受容野の大きさとなる。視細胞の大きさは直径2μmで視角に直すと0.0057°である。これに対して第１次視覚野V_1の神経細胞が反応する受容野サイズは、視野の中心で最も小さい受容野でも0.1°ある[3][4]。

このことから、第１次視覚野V_1の映像復元感知層応答と対応する視野のサイズは数千個程度の視細胞のまとまりで網膜対応地図の関係を形成すると推察される。また、第１次視覚野V_1第４層（エッジ領域信号感知層）はスポット状の光刺激には反応せず、線分状の視覚刺激によく反応する。V_1第４層のそれぞれの神経細胞の反応には最適な方位があって、その方位から外れると細胞の発火頻度（応答）は減弱する。

即ち、方位選択性を有していることが認められている[2][3][5]。従って、網膜映像に含まれるエッジ（明暗境界）情報や一様な明るさの広がり（平面）情報などの視覚情報の抽出は、第１次視覚野に至って行われるのではなく、視細胞からの出力信号が視神経（神経節）回路を一方向へ伝達される過程で、視神経（神経節）を構成する神経細胞間結合構造に組み込まれている信号伝達の論理に従って、伝達信号の中から分離抽出されて直接第１次視覚野の第４層（エッジ領域感知層）へ伝達されて適応的に感知されると考えられる。

また、神経解剖学的知見によれば、ヒトの網膜上視細胞の数は網膜中心部（錐状体）では6.5×10^6個、周辺部（桿状体）では10^8個である[11]。視細胞からの信号は100万本といわれる視神経の束を通して脳視覚野へ送られる。神経節細胞の数は1×10^6個でその軸索の束が視神経である[12][13]。また、視覚神経回路を形成する神経細胞数はアカゲザルの第1次視覚野だけみても1億6000万個と概算されている[3]。

このように膨大な数の神経細胞間相互の神経線維（軸索）結合によって構成されている眼から第1次視覚野に至る神経回路は、その結合構造の仕組みに基本的な情報処理機能が組み込まれて、遺伝的産物として生得的に形成済みと考えられている[12][13]。多くの高等動物では生まれ落ちて立ち上がると同時に母乳を探し当て、母親の後を追って命を育み始めることは我々のよく知るところである。このことからも、網膜像の復元感知や空間の明暗境界（輪郭線）情報の抽出感知など基本的な視覚機能を有する神経回路は生得的に形成済みと推察される。しかし、神経細胞間相互の結合構成の仕組み、及び結合構造に組み込まれている情報処理の論理の解明は残された課題となっている[13]。

神経細胞は生体の視覚神経回路全体の信号伝達を直接担う細胞であり、神経回路の機能単位素子であるが、神経細胞間の信号伝達過程、及び神経細胞間の結合の多様性に関して、神経生理学の膨大な研究に基づく以下のような知見が得られている。

図2は神経細胞の基本構造を示す図である。神経細胞間の信号伝達は樹状突起（dendrite）と細胞体（cell body）にある多数のシナプス（synapse）部を通して行われる。

神経解剖学的知見によれば、神経細胞の有するシナプス数は一般に10^2〜10^5個、第1次視覚野の神経細胞では平均して3400個程度と数えられている。シナプス前細胞とシナプス後細胞間の信号伝達は結合関係にある全てのシナプス部が常に応答するのではなく、入力信号の大きさ等に対応して活性化されたシナプス部で以下のような信号伝達過程が働くと考えられている。

神経細胞間を伝達される信号は活動電位と呼ばれる電気信号である。

神経節：神経細胞の集まり。後藤秀機・東大出版[7]

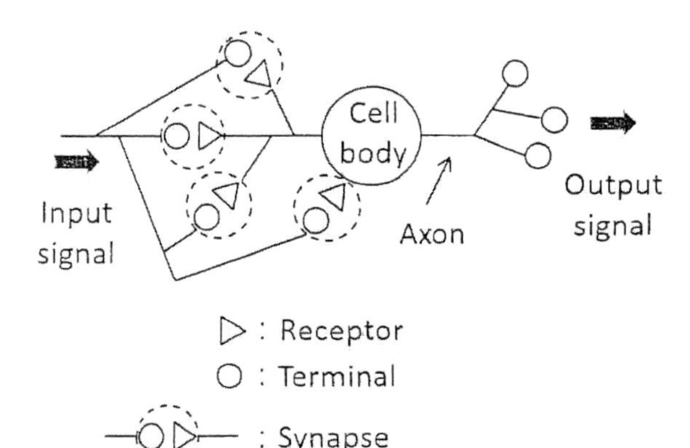

図２　神経細胞の基本構造
Fig. 2　A structure of neuron.

前段の神経細胞のもつ活動電位は軸索（axon）を伝導して、軸索終末（terminal）に到達すると、化学物質放出という化学信号に変換される。放出された神経伝達物質はシナプス間隙を拡散して、後段の神経細胞の樹状突起や細胞体のシナプス後膜に存在する受容体（receptor）に選択的に結合し活性化する。活性化された受容体は直接あるいは間接的にイオン透過性を調節して、神経細胞に電位変化を生じさせる。神経伝達物質の作用により、受容体のナトリュウムチャンネルが開く場合、Na^{+}が細胞内に流入して、脱分極が生じ興奮性シナプス後電位（EPSP：excitatory post synaptic potential）と呼ばれる正（＋）方向の電位が生じる。一方、神経伝達物質が受容体に作用して、クロライド（Cl^{-}）の通り道が開く場合、Cl^{-}イオンが細胞内に流入して過分極を生じて抑制性シナプス後電位（IPSP：inhibitatory post synaptic potential）と呼ばれる負（－）方向の電位が生じる。即ち、化学信号が再びアナログ的電気信号に変換される。

シナプス部での入力信号は興奮性、抑制性両方の入力を受けているが、発生する応答の極性は同一の化学伝達物質がシナプス前細胞から放出されたとしても、シナプス後細胞の活性化された受容体のイオンチャンネルが、どのようなイオンを通過させるかに依存するので、シナプス後電位の極性が入力信号と同じ極性となる場合と、入力信号に対して極性が逆転する場合がある[6]。図３（a）は結合関係にあって活性化されたシナプス後細胞の受容体（receptor）が全て脱分極（正電位）応答し、入出力信号の極性が一致する場合、また図３（b）は全て過分極（負電位）応答し、入出力信号の極性が逆転する場合の神経細胞の信号伝達機能を模擬的に示す図である。

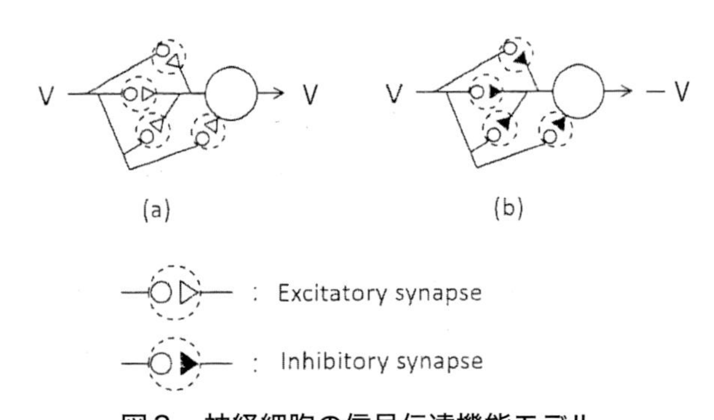

図３　神経細胞の信号伝達機能モデル
Fig.3　Signal transmission of neuron.

個々の神経細胞は、各々１種類の化学伝達物質を利用している（デイルの原則）とされていた。しかし、その後複数の化学伝達物質が、1つの神経細胞から同時に放出され、協力的に働いているケースが数多く見出されている[7]。また、各神経細胞には信号入力部位（シナプス）を形成する多数の受容体（receptor）が存在するが、各シナプス部の受容体は、到達する化学伝達物質が同じでも、各々異なる反応をする。即ち、正イオン透過性の開口反応をするものもあれば、負イオン透過性の開口反応をする受容体もある[8][9]。また、１個の神経細胞には多数の信号入力部位（シナプス）が存在するが、神経細胞はこれらシナプス部位の電位変化の加算的総和に基づいて活動電位を発生し、軸索終末へ伝達するので[8][9][10]、入力信号の大きさに対し、出力信号は必ずしも同じ大きさとはならない電位変化が記録できることが調べられている[10]。

図４（a）は入力信号に対応して活性化された多数のシナプス部位応答のうち3/4の割合が入力信号と同じ極性となり、1/4が極性反転をしたときの伝達信号（活動電位）が、入力信号Ｖに対し、応答の加算的総和に基づき1/2Vとなること、また、図４（b）は応答するシナプス部位の3/4の割合が極性反転応答、1/4が入力信号と同じ極性の応答をしたと仮定したとき、入力信号Ｖに対し、伝達信号の極性と大きさが－1/2Vとなることを示している。

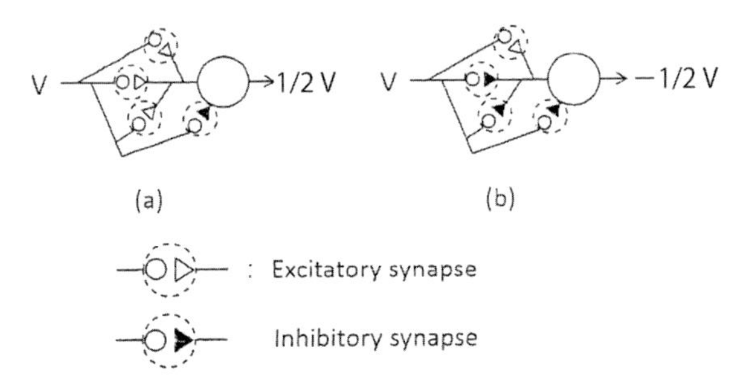

図４　イオンチャンネルの特異性に基づく活動電位発生の多様性

Fig.4　Variety of conduction signal based on singularity of ion channel.

なお、本文中の図３、図４の各図は神経生理学の知見を筆者の解釈に基づいて図示化したものである。各図は入力信号の大きさ及び極性に対する多数のシナプス部受容体（receptor）の電位変化（EPSPかIPSPか）の割合とその加算的総和による伝達信号の出力を模擬的に表記している。

以上述べたように、神経生理学的、神経解剖学的研究によって光受容集成体としての網膜機能、脳第１次視覚野 V_1 の光神経生理学的反応知見および視覚神経回路全体の信号伝達を担う神経細胞のシナプス結合における信号伝達応答の多様性が明らかにされている。

そこで、ここでは生体の眼から第1次視覚野までの視覚神経回路に関する神経科学の多様な知見を踏まえて、膨大な数の神経細胞相互の神経線維（軸索）結合の仕組みを定義し、網膜上2次元配置された視細胞から、視神経（神経節）回路、第1次視覚野までの、生得的に形成済みと推察される視覚神経回路の構造モデルを形成する。

3　視覚神経回路構造モデルの形成

3.1　モデルの構成

図5に本書で提案する視覚神経回路モデルの基本構成を示す。

第1次視覚野 V_1 の映像感知層の神経細胞は、網膜の視細胞全体と受容野関係を形成しているのではなく、一定サイズの受容野毎に視覚神経回路を構成していると考えられる。そこで、ここでは図に示すように、

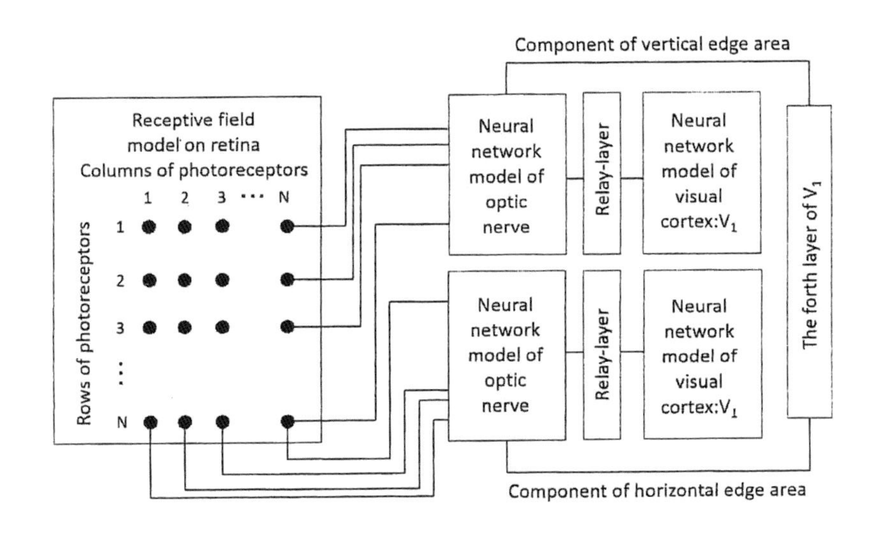

図5　視覚神経回路モデル
Fig.5　Neural network model of visual processing.

一定の受容野サイズ毎に視覚神経回路を構成し、これら受容野からの光刺激信号を、第１次視覚野の映像復元感知層の網膜対応部位に各々復元することで、網膜映像全体に対応する映像復元が実現するものとする。

視覚神経回路毎の受容野モデル（receptive field model）はＮ行×Ｎ列の光検出点（視細胞）からなるものを想定する。外界からの光刺激信号が検出され、この検出点信号を網膜上の受容野モデルから出力する。このとき、各行のＮ個の光検出点群を1パターンとし、各行パターン毎に信号伝達を担う視神経（optic nerve）の機能を、神経細胞間の神経線維（軸索）結合により形成し、結合構造の仕組みによって、中継層（relay layer）へ向かって一方向に伝達される信号の中から、水平方位成分を除くエッジ情報を含む信号を分離抽出して、第１次視覚野へ伝達する。

中継層に伝達された信号は、第１次視覚野の映像復元感知層を形成する神経回路モデル（neural network model of visual cortex V1）によって、感知層の網膜対応部位に、受容野パターン毎の映像が復元感知される。同時に、水平方位成分を除くエッジ領域検出信号も、直接第１次視覚野第４層（エッジ領域信号感知層）で適応的に感知される。また、各列パターンＮ個の検出点信号も、行パターンと全く同じ構成論理に基づく視覚神経回路モデルによって、第１次視覚野の映像復元感知層の網膜地図対応部位で、各列パターン毎の映像復元感知を行う。また、信号伝達の過程で垂直方位成分を除くエッジ領域信号を抽出し、第１次視覚野第４層へ伝達して、行パターン毎の信号伝達過程で検出されたエッジ情報と、列パターン毎の信号伝達過程で検出されたエッジ情報を統合して、空間の全方位のエッジ領域が感知される。

3.2　演算機能単位の定義

網膜の光受容細胞（視細胞）からの出力信号を外側膝状体へと伝導する視神経は網膜映像情報の伝達と同時に、空間のエッジ情報抽出も行うと考えられている。

空間のエッジ領域を検出することは１つの視細胞単独の出力だけでは

困難となる。眼球の光学系の特性により、外界の空間上で隣接した場所から来る光は網膜の隣接した場所の視細胞を刺激するようになっている。従って、外界の輪郭エッジ線分の情報を検出しようとすれば、水平方向及び垂直方向に隣接した視細胞間の出力信号差が、視神経（神経節）回路内の信号として伝達される必要がある。このことから、網膜上で隣り合う各２個毎の視細胞からの出力信号を一組として、視神経の各神経節細胞がその信号の伝達を受け持つ、収れん型の神経線維（軸索）結合が神経回路構成の基本となると考えられる。一方、視神経（神経節）回路において、一方向への信号伝達の過程で空間の特徴情報（エッジ領域など）の抽出が可能となるためには、神経細胞間の結合構成の仕組みの中に、一定の演算機能単位の存在が不可欠と考えられる。

以上のことから、ここでは、各々の信号伝達の応答特性が異なる一対の神経細胞を構成単位として、行方向及び列方向で各々隣り合う隣接２個毎の視細胞との信号伝達関係が、収れん型の神経線維（軸索）結合構造となり、その演算機能が図６（a）となる神経細胞対構成を視神経（神経節）回路の結合構成の仕組みに組み込まれている演算機能単位として定義する。

図６（a）の演算機能単位構成において、神経細胞Ａは隣り合う視細胞からの伝達信号 V_a 及び V_b 各々に対応して、活性化されたシナプス部受容体のうち、常に3/4の割合が伝達信号 V_a、V_b と同じ極性応答となり、常に1/4の割合が極性反転応答となることにより、その加算的総和である1/2（$V_a + V_b$）を伝達する、固定の信号伝達特性を有する神経細胞であり、神経細胞Ｂは隣り合う視細胞の一方からの伝達信号 V_a に対応して活性化されたシナプス部受容体のうち、常に3/4の割合が伝達信号 V_a と同じ極性応答となり、常に1/4の割合が極性反転応答となり、他方の視細胞からの伝達信号 V_b に対しては、活性化された受容体のうち常に3/4の割合が極性反転応答となり、常に1/4の割合が V_b と同じ極性応答となることにより、その加算的総和である1/2（$V_a - V_b$）を伝達する固定の信号伝達特性を有する神経細胞である。

また、各々の信号伝達特性が異なる神経細胞対構成により、その演

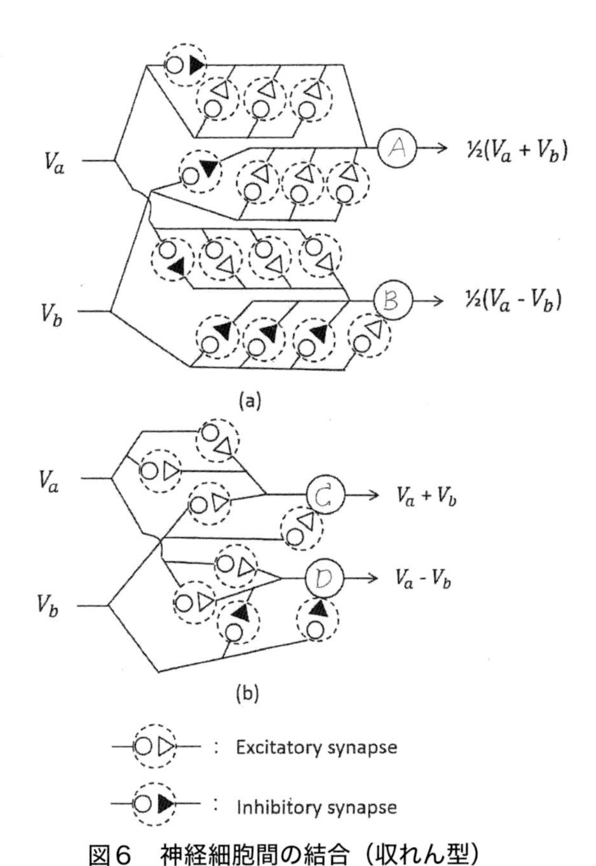

図６　神経細胞間の結合（収れん型）

Fig.6　Coupling scheme of neuron（convergence type）.

算機能が図６（b）となる神経細胞対構成を、視神経（神経節）回路によって、中継層に伝達された視細胞からの信号に基づいて、網膜地図対応の映像復元感知機能を有する第１次視覚野の神経回路の神経細胞間神経線維（軸索）結合構造に組み込まれている演算機能単位として定義する。

図６（b）の演算機能単位構成において、図の神経細胞Ｃは前２個の神経細胞からの伝達信号 V_a 及び V_b に対応して活性化されたシナプス部受容体が、常に全て伝達信号 V_a、V_b と同じ応答極性となることによ

り、その加算的総和である（$V_a + V_b$）を伝達する固定の信号伝達特性を有する神経細胞であり、神経細胞Ｄは、一方の前神経細胞からの伝達信号 V_a に対応して活性化されたシナプス部受容体が、常に全て V_a と同じ極性となり、他方の前神経細胞からの伝達信号 V_b に対応して活性化されたシナプス部受容体が、常に全て極性反転応答となることにより、その加算的総和である（$V_a - V_b$）を伝達する、固定の信号伝達特性を有する神経細胞である。ここでは、生得的に形成済みと考える視覚神経回路の演算機能単位構成を、全て、図６（a)、(b）に示した固定の信号伝達特性を有する４種類の神経細胞Ａ、Ｂ、Ｃ、Ｄにより形成する。また、これらの神経細胞の固定的信号伝達特性は遺伝的産物として生得的に定まったものとなっていると想定している。

なお、ここでは図６（a)、(b）に示す２つのタイプの演算機能単位構成間の神経線維（軸索）結合によって構成される視覚神経回路を図によって記述するときの便宜性を考慮して、図６（a)、(b）を図７（a)、(b）で模擬的に定義する。

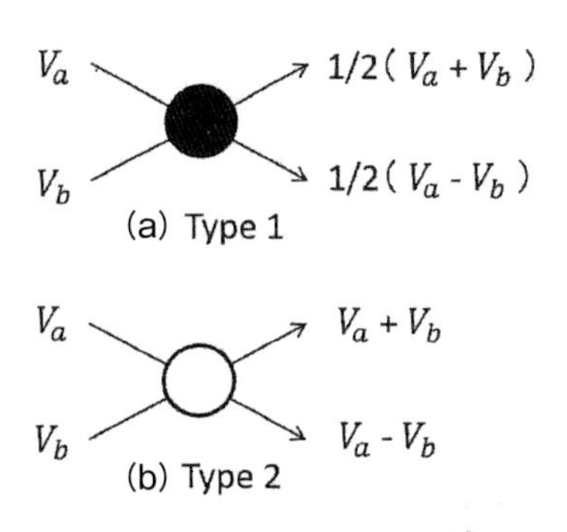

図７　演算機能単位構成

Fig.7　Functional model of a couple of neurons.

3.3　視神経（神経節）回路構造モデル

網膜上受容野上に2次元的に配列されたN行N列の光検出点（視細胞）からの出力信号の大きさをf_{ij}（$i=1, 2,\cdots, N, j=1, 2,\cdots, N$）とする。このとき、各行のN個毎の光検出点（視細胞）を1パターンとして、各行毎の視細胞出力信号の伝達を担う視神経をタイプ1の演算機能単位構成間相互の神経線維（軸索）結合構造として形成する。

いま、各行の列方向で隣り合う各2個毎の視細胞を1セットとして、タイプ1の神経細胞対を各セットに対応して軸索結合することで、各行の視細胞出力信号をN/2個の神経細胞対構成によって受容し、伝達する神経線維（軸索）結合構造を形成する。

一対の神経細胞構成によるタイプ1の演算機能単位の信号伝達論理は次式で与えられる。

$$H(1)=\frac{1}{2}\begin{bmatrix}1 & 1\\ 1 & -1\end{bmatrix} \tag{1}$$

したがって、例えば、i行パターンの列方向で隣り合う視細胞からの出力信号（f_{i1}, f_{i2}）に対して、後段への信号伝達値（a^1_{i1}, a^1_{i2}）は

$$\begin{bmatrix}a^1_{i1}\\ a^1_{i2}\end{bmatrix}=\frac{1}{2}\begin{bmatrix}1 & 1\\ 1 & -1\end{bmatrix}\begin{bmatrix}f_{i1}\\ f_{i2}\end{bmatrix}=\frac{1}{2}\begin{bmatrix}f_{i1}+f_{i2}\\ f_{i1}-f_{i2}\end{bmatrix} \tag{2}$$

となる。

次に、節点1の演算機能単位構成からの出力信号を後段へ伝達する神経回路の形成が問題となる。ここでは、遺伝的に定められたプログラムにより、節点1の演算機能単位構成と同一の演算機能を有する神経細胞対が分裂増殖されて、一方向への神経線維結合のくり返しによる伸展拡張によって、神経回路が生得的に形成されると想定する。

また、神経生理学の知見として、視神経（神経節）回路は、網膜視細

胞からの信号を一方向へ伝達するに伴い、神経細胞の応答する受容野が拡大し、これによって、神経細胞の一方向への伝達信号の中に輪郭エッジや一様な明るさの広がり（平面）などの視覚情報の伝達信号が現れ、これを分離抽出して、当該の神経細胞から神経線維（軸索）によって、直接第1次視覚野へ伝達するとする論理が組み込まれた、神経細胞間相互結合の仕組みを有すると考えられている。そこで、神経回路の第1節点（joint 1）を形成するN/2個の演算機能単位構成と、節点2を形成するN/2個の演算機能単位構成間の神経線維結合構造を図8のように形成する。

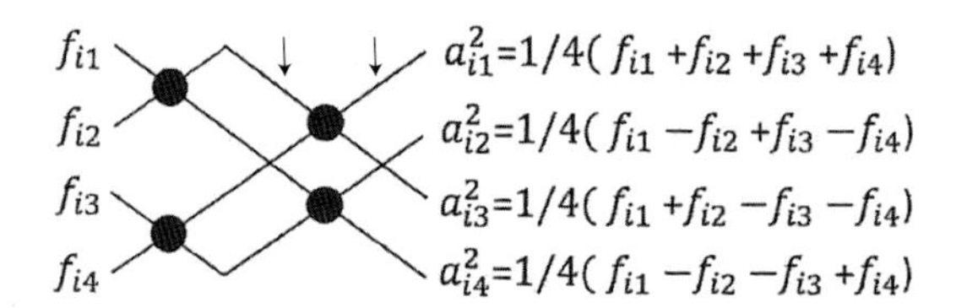

図8　演算機能単位構成（タイプ1）間の結合構造

Fig.8　Synaptic coupling scheme of type1 operators.

これによって、i行パターン上で隣り合う4個毎の光検出点（視細胞）信号に対し、形成された視神経回路は第2節点（joint 2）から後段に向けての信号伝達の論理が次式となるように拡張される。

$$H(2) = \frac{1}{2^2}\begin{bmatrix} 1 & 1 & 1 & 1 \\ 1 & -1 & 1 & -1 \\ 1 & 1 & -1 & -1 \\ 1 & -1 & -1 & 1 \end{bmatrix} = \frac{1}{2}\begin{bmatrix} H(1) & H(1) \\ H(1) & -H(1) \end{bmatrix} \tag{3}$$

この式（3）から明らかなように、図8に示す演算機能構成間相互の神経線維結合様式のくり返しによる伸展拡張はアダマール行列の拡張構成論理と同一であることを示している。以下、アダマール行列の拡張構成論理と同一の神経線維（軸索）結合論理に基づいて、演算機能単位構成相互の神経線維（軸索）結合を行い、視神経（神経節）回路の構造モデルを形成する。

これによって、一般に$\mathrm{N}=2^k$個の光検出点をもつ行方向を1パターンとして、行数$\mathrm{N}=2^k$即ち、総数N×N個の光検出点配列からなる受容野からの光刺激信号f_{ij}（$i=1, 2, \cdots, \mathrm{N}, j=1, 2, \cdots, \mathrm{N}$）の、中間中継層への信号伝達値$a_{ij}^{k}$（$i=1, 2, \cdots, \mathrm{N}, j=1, 2, \cdots, \mathrm{N}$）が式（4）の値となる信号伝達の論理が組み込まれた視神経（神経節）回路の構造モデルが形成される。

$$\begin{bmatrix} a_{i1}^k \\ a_{i2}^k \\ \cdot \\ \cdot \\ \cdot \\ a_{iN}^k \end{bmatrix} = \frac{1}{2}\begin{bmatrix} H(k-1) & H(k-1) \\ H(k-1) & -H(k-1) \end{bmatrix}\begin{bmatrix} f_{i1} \\ f_{i2} \\ \cdot \\ \cdot \\ \cdot \\ f_{iN} \end{bmatrix} \qquad (4)$$

$$\begin{pmatrix} i=1,2,\cdots,N \\ k=\log_2 N \end{pmatrix}$$

但し、a_{ij}^{k}、の上付数kは乗数ではなく、本文中では視神経回路網の構造上の第k節点（joint k）に係るパラメータであることを意味している。

ここで、i行パターンの光検出点数N=16を例として、構成される視神経構造モデルを図9に示す。図から明らかなように節点数（joint number）4の層状回路様式であり、列方向で隣り合う光検出点信号を8個の演算機能単位構成で受容し、さらに各節点を構成する演算機能単位構成による信号伝達によって、網膜映像信号が前の層から次の層へと

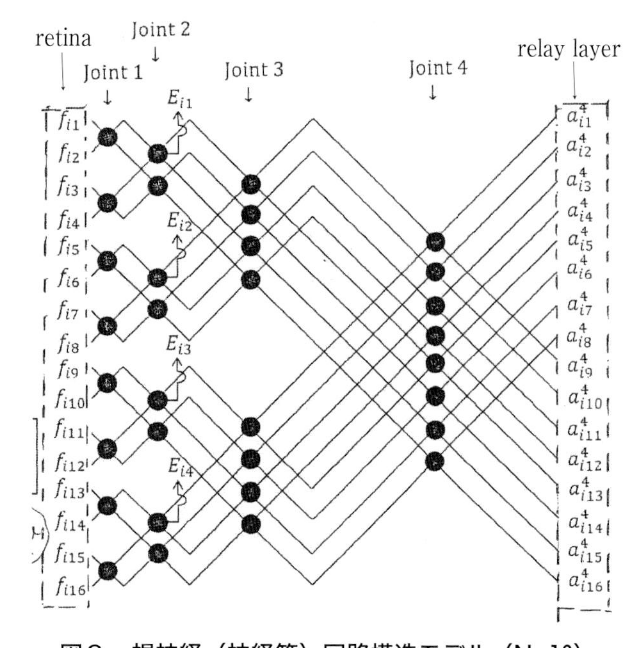

図９　視神経（神経節）回路構造モデル（N=16）
Fig.9　Neural network model of optic nerve（N=16）

一方向にのみ伝わって中間中継層へ伝達されることが分かる。

また、生体の視神経回路では神経細胞相互の結合の仕組みにより、視細胞からの出力信号を伝達する過程で、エッジ情報が抽出される回路構成となっていると考えられている。

本文の提案モデルは、視神経回路構成の節点２の神経細胞対から接点３の神経細胞対への伝達信号に含まれるエッジ検出信号を抽出し、第一次視覚野へ伝達する神経回路構成となる。

節点２の神経細胞対（演算機能単位構成）からの出力信号値は、隣り合う光検出点４点分を１セットとして各セット毎に次式で与えられる。

$$\begin{bmatrix} a^2_{i,\{4(n-1)+1\}} \\ a^2_{i,\{4(n-1)+2\}} \\ a^2_{i,\{4(n-1)+3\}} \\ a^2_{i,\{4(n-1)+4\}} \end{bmatrix} = H(2) \begin{bmatrix} f_{i,\{4(n-1)+1\}} \\ f_{i,\{4(n-1)+2\}} \\ f_{i,\{4(n-1)+3\}} \\ f_{i,\{4(n-1)+4\}} \end{bmatrix} \tag{5}$$

$$\left(n = 1, 2, \cdots, \frac{N}{4}\right)$$

空間の水平方位成分を除くエッジ領域検出信号 $E_{i,n}$ ($n = 1, 2, \cdots, N/4$) は式 (5) で与えられる節点2からの出力信号のうち、次式で与えられる l 番目の各信号値が、軸索によって直接第1次視覚野第4層の網膜対応部位に伝達されるとする。

$$\left.\begin{array}{l} E_{i,n} = a^2_{i,l} \\ l = 4n - 1, n = 1, 2, ..., N/4 \end{array}\right\} \tag{6}$$

ここで、受容野サイズN=4の結合構造（図8）を参照して、エッジ領域検出信号 $E_{i,m}$ の具体的な数値例を示すと、式 (7) で与えられる。

$$\left.\begin{array}{l} E_{i,1} = a^2_{i,3} = \frac{1}{4}(f_{i1} + f_{i2} - f_{i3} - f_{i4}) \\ l = 4n - 1 = 3, n = \frac{N}{4} = 1 \end{array}\right\} \tag{7}$$

一方、$N=2^k$ 個の光検出点をもつ列方向を1パターンとして、列数 $N=2^k$ 個の光検出点を有する受容野に対する信号伝達の視神経回路モデルも、タイプ1の演算機能単位構成を図8と全く同一の神経線維（軸索）結合構造に基づいて組み上げ構成する。この視神経回路モデルによるN行N列の光検出点信号の中継層への伝達値 $b^k_{i,j}$ は次式で与えられる。

$$\begin{bmatrix} b_{1,j}^k \\ b_{2,j}^k \\ \vdots \\ b_{N,j}^k \end{bmatrix} = \frac{1}{2} \begin{bmatrix} H(k-1) & H(k-1) \\ H(k-1) & -H(k-1) \end{bmatrix} \begin{bmatrix} f_{1j} \\ f_{2j} \\ \vdots \\ f_{Nj} \end{bmatrix} \tag{8}$$

$$\begin{pmatrix} j = 1, 2, \cdots, N \\ k = \log_2 N \end{pmatrix}$$

また、節点２の神経細胞対（演算機能単位構成）の出力信号は次式で与えられる。

$$\begin{bmatrix} b_{\{4(n-1)+1\},j}^2 \\ b_{\{4(n-1)+2\},j}^2 \\ b_{\{4(n-1)+3\},j}^2 \\ b_{\{4(n-1)+4\},j}^2 \end{bmatrix} = H(2) \begin{bmatrix} f_{\{4(n-1)+1\},j} \\ f_{\{4(n-1)+2\},j} \\ f_{\{4(n-1)+3\},j} \\ f_{\{4(n-1)+4\},j} \end{bmatrix} \tag{9}$$

$$\left(n = 1, 2, \cdots, \tfrac{N}{4} \right)$$

空間の垂直方位成分を除くエッジ領域検出信号 $E_{n,j}$（n=1, 2,⋯, N/4）は式（9）で与えられる節点２からの出力信号のうち、次式で与えられる l 番目の各信号値が軸索によって直接第一次視覚野 V_1、第４層の神経細胞に伝達され、水平方位成分を除くエッジ領域の検出信号と重ね合わせて適応的に感知される。

$$E_{n,j} = b_{l,j}^2, \ l = 4n-1, \ n = 1, 2, \cdots, \frac{N}{4} \tag{10}$$

3.4　第一次視覚野の神経構造モデル

中継層への伝達信号 $a_{i,j}^{k}$（i=1, 2,…, N, j=1, 2,…, N）及び $b_{i,j}^{k}$（i=1, 2,…, N, j=1, 2,…, N）から網膜地図対応の映像を復元して感知する第一次視覚野映像復元感知層の脳神経回路モデルをどのように構成すべきかが問題となる。

神経生理学的・解剖学的知見により、網膜上受容野単位の視細胞と応答する第1次視覚野の、映像復元感知層コラム神経回路を構成する神経細胞とは、軸索によって直接1対1の信号伝達を行う神経線維結合構成とはなっていないことが調べられている。

網膜上光強度分布（網膜像）信号は第1次視覚野に向けて一方向への伝達に伴い、伝達信号は拡大した受容野対応の信号として、映像復元感知層コラムの神経回路へ伝達されると考えられる。従って、映像復元感知コラムは伝達された信号を、神経回路内で一方向へ伝達することで、拡大した受容野が縮小し、再び、網膜視細胞と、映像復元感知層の網膜地図対応位置（座標）の神経細胞とが、1対1の応答関係となる神経回路の結合構造となっていると考えられる。

ここでは、図6（b）に示すタイプ2の神経細胞対（演算機能単位構成タイプ2）間相互の神経線維（軸索）結合様式（仕組み）で第一次視覚野の神経回路モデルを構成する。2個の神経細胞対構成となるタイプ2の演算機能単位素子の信号伝達論理は次式で考えられる。

$$R(1) = \begin{bmatrix} 1 & 1 \\ 1 & -1 \end{bmatrix} \tag{11}$$

このタイプ2の演算機能単位素子間の神経線維（軸索）結合構造を図10のように構成する。これによって、第一次視覚野神経回路の第2節点から次段階への映像復元信号伝達の論理構成は次式のように拡張される。

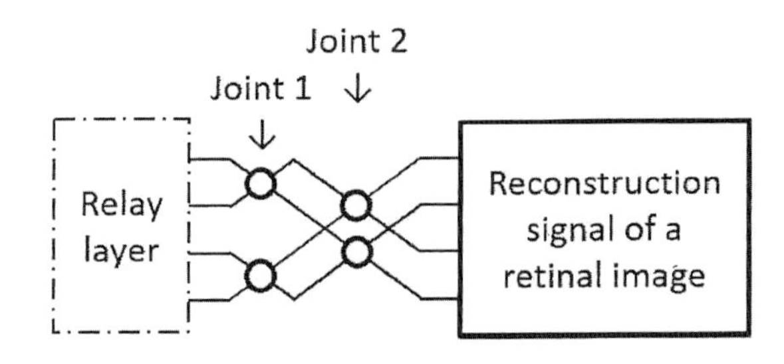

図10　演算機能単位構成（タイプ２）間の結合構造
Fig.10　Synaptic coupling scheme of type2 operators.

$$R(2)=\begin{bmatrix}1 & 1 & 1 & 1\\ 1 & -1 & 1 & -1\\ 1 & 1 & -1 & -1\\ 1 & -1 & -1 & 1\end{bmatrix}=\begin{bmatrix}R(1) & R(1)\\ R(1) & -R(1)\end{bmatrix} \tag{12}$$

これは視神経回路モデルの構成論理で示したアダマール行列拡張論理と同一である。以下全く同一の結合論理によって、第一次視覚野の神経回路モデルを構成する。これによって、中継層へ伝達された各行パターンの信号伝達値 $a_{i,j}^{k}$（i=1, 2,…, N, j=1, 2,…, N）及び、各列パターンの信号伝達値 $b_{i,j}^{k}$（i=1, 2,…, N, j=1, 2,…, N）を第一次視覚野映像復元感知層に伝達することで、網膜地図対応の映像を復元感知する神経回路の論理が、各々式（13)、(14）となるように実現される。

式（13)、(14）から明らかなように、拡大した受容野対応の伝達信号に対し、第一次視覚野の映像復元感知層の神経回路内を、一方向へ伝達する過程で、伝達信号に関与する受容野が縮小し、最終的に、網膜上各１個の視細胞の出力信号が、復元感知層の網膜地図対応位置（座標）の各１個の神経細胞での受容信号となって感知される情報処理の機能が組み込まれた、神経回路の構造モデルが形成されることが分かる。

$$\begin{bmatrix} f_{i1} \\ f_{i2} \\ \vdots \\ f_{iN} \end{bmatrix} = \begin{bmatrix} R(k-1) & R(k-1) \\ R(k-1) & -R(k-1) \end{bmatrix} \begin{bmatrix} a_{i,1}^{k} \\ a_{i,2}^{k} \\ \vdots \\ a_{i,N}^{k} \end{bmatrix} \quad (13)$$

$$\begin{pmatrix} i = 1, 2, \cdots, N \\ k = \log_2 N \end{pmatrix}$$

$$\begin{bmatrix} f_{1j} \\ f_{2j} \\ \vdots \\ f_{Nj} \end{bmatrix} = \begin{bmatrix} R(k-1) & R(k-1) \\ R(k-1) & -R(k-1) \end{bmatrix} \begin{bmatrix} b_{1,j}^{k} \\ b_{2,j}^{k} \\ \vdots \\ b_{N,j}^{k} \end{bmatrix} \quad (14)$$

$$\begin{pmatrix} j = 1, 2, \cdots, N \\ k = \log_2 N \end{pmatrix}$$

なお、3.3で述べた視神経回路モデルと3.4で述べた第一次視覚野の神経回路モデルとの神経線維（軸索）結合構成による視覚神経回路モデルについて、その最小構成サイズとなる、行パターンの光検出点数N=4の場合を例として、網膜映像とその映像の復元感知の関係を付録1に示す。

以上述べたことから明らかに、提案する視覚神経回路モデルは網膜の映像信号を第一次視覚野映像復元感知層へ伝達し、同一視覚野対応の映像を重複して復元感知するものとなることが分かる。従って、視覚神経回路が網膜映像の復元感知だけを機能として要求するものであれば、視神経回路及び第一次視覚野映像復元感知層の神経回路モデルは、行パターン対応だけ、あるいは列パターン対応だけの1系統で十分となる。しかし、神経生理学的知見からも明らかなように、網膜からの光刺激信号伝達の早い段階でのエッジ領域情報の検出と、第一次視覚野第４層での応答（感知）が実験的に認められている。従って、多様な方位成分を有する空間の輪郭線分情報を途切れなく検出するためには、本書で提案する行パターンと列パターンの２系統の神経回路網による視覚神経回路のモデル構成が必要と考えられる。

4　シミュレーション

「3　視覚神経回路構造モデルの形成」で述べた視覚神経回路モデルを計算機内に構成し、計算機シミュレーションによって本手法の有効性を検討した。

図11はカメラ画像（256×256画素、元の画像はhttps://unsplash.com/によるもの）である。ここでは、この画像を網膜像として用いた。

光検出点（視細胞）数256行×256列（視細胞数65,536個相当）の濃度信号を、3.3の視神経（神経節）神経回路モデル（神経細胞数524,288個相当の結合集成体）及び、3.4の第１次視覚野の神経回路モデル（神経細胞数589,824個相当の結合集成体）により一方向へ伝達して、水平方位成分を除くエッジ領域と垂直方位成分を除くエッジ領域の検出感知および、網膜地図対応映像の復元感知についてシミュレーションを行った。図12に第１次視覚野モデルでの映像の復元感知結果を示す。図から明らかなように、網膜像と対応する映像が復元感知されることが分かる。

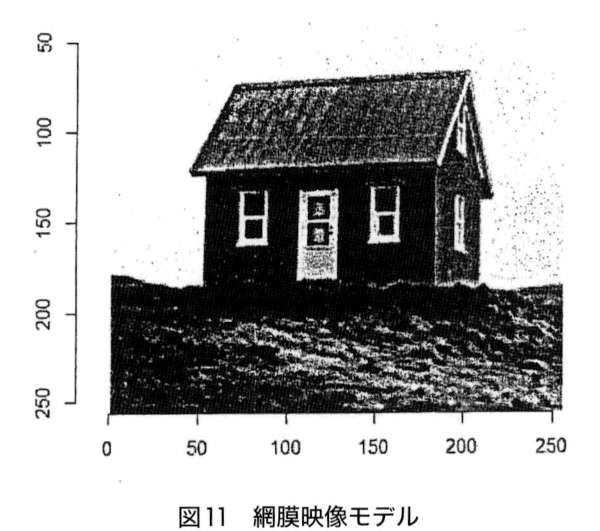

図11　網膜映像モデル

Fig.11　Retinal image model.

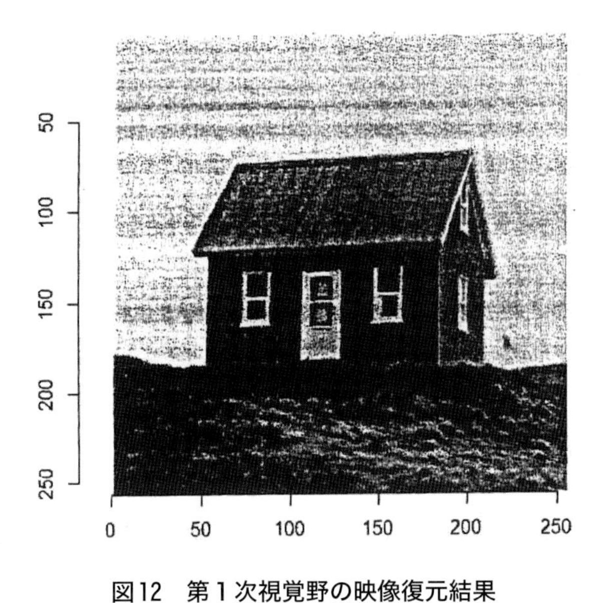

図12　第１次視覚野の映像復元結果

Fig.12　Reconstructed image at the primary visual cortex（V1）.

次に、行パターン毎の信号伝達過程で検出されるエッジ領域（明暗境界）の検出感知結果を図13に示す。図から明らかなように水平方位成分は欠落するが、垂直方位成分を含む斜方位のエッジ領域が感知されることが分かる。

また、列パターン毎の信号伝達過程で検出されるエッジ領域の検出結果を図14に示す。図から明らかなように、垂直方位成分が欠落するが水平方位成分を含む斜方位のエッジ領域が感知されることが分かる。

図15は行・列各パターン毎の信号伝達過程で検出感知されたエッジ情報の統合感知結果を示す。図から明らかなように、提案した視神経（神経節）神経回路モデルが、一方向への信号伝達の過程で空間のエッジ領域の情報を抽出し、第1次視覚野第4層のモデルで適応的に感知されるものであることが分かる。

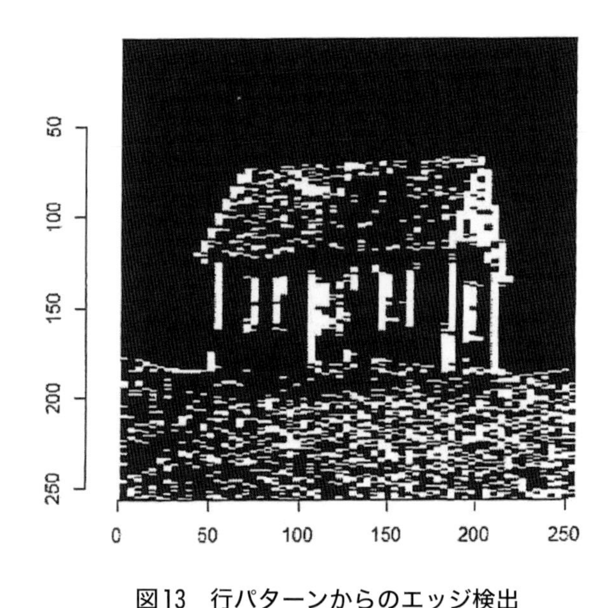

図13　行パターンからのエッジ検出

Fig.13　Edge detection from rows of photorecepter.

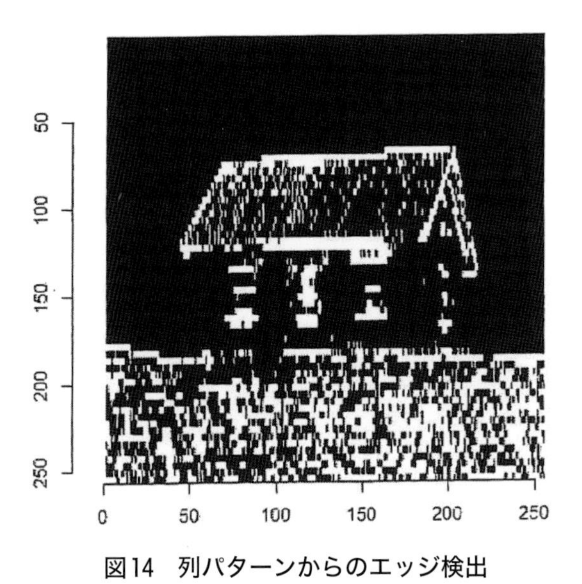

図14　列パターンからのエッジ検出

Fig.14　Edge detection from columns of photorecepter.

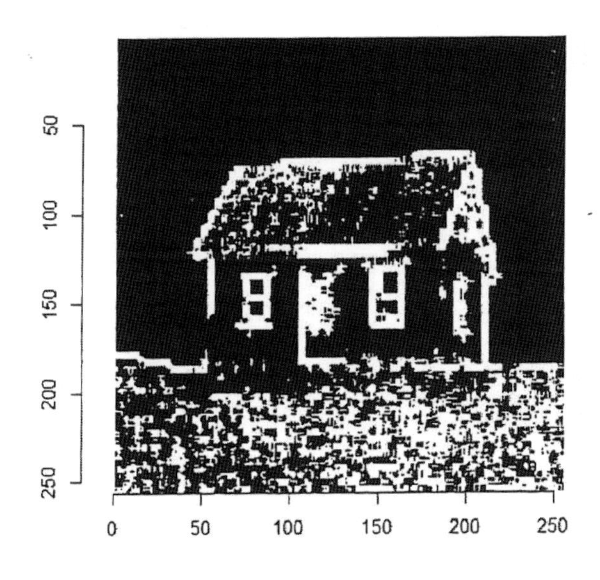

図15　エッジ領域の統合感知結果

Fig.15　Integrated result of edge detection.

5　むすび

網膜から第１次視覚野までの生得的に形成済みと考えられる生体の視覚神経回路について、膨大な数の視細胞及び神経細胞間相互の神経線維（軸索）結合集成体であること、また、基本的視覚情報処理の機能は結合構造の仕組みに組み込まれたものとなっている、とする、神経科学の知見を踏まえて、２つのタイプの神経細胞対構成を定義し、網膜上２次元配置の視細胞から視神経（神経節）回路、第１次視覚野までの神経回路を、神経細胞対構成間の神経線維（軸索）結合構造として形成する一方法を提案した。

シミュレーションによって、視覚感知機能に関する神経生理学の知見に対し、この構造モデルが、結合の仕組みに組み込まれている論理に基づいて、外界からの光刺激によって生じる網膜上の映像信号を、視神経（神経節）回路で伝達し、第１次視覚野映像復元感知層コラム神経回路で、網膜地図対応の映像として復元感知するものであることを示した。また、視神経（神経節）回路モデルによる信号伝達の過程で、伝達信号に含まれるエッジ信号を抽出し、直接伝達することによって、第１次視覚野第４層で空間の明暗境界と対応する全方位のエッジ領域を感知することを示した。

本文中では述べなかったが、視覚認知機能を受け持つ脳皮質視覚野の一部の未形成の神経回路に対し、生後の学習体験に基づいて神経結合が自己組織的に形成されるとする問題について、生得的視覚神経回路の構造的制約が存在して初めて、視覚学習が成り立つと考えられる。このメカニズムの問題は今後の課題である。

付録

付図１は行パターンの光検出点（視細胞）数 N=4 としたときの、演算機能単位構成タイプ１とタイプ２間を軸索結合して形成される最小単位の視覚神経回路構造モデルである。本文中図８を参照して、中継層への信号伝達値 a_{ij}^{2}（j=1, 2, 3, 4）は以下となる。

$$\left.\begin{aligned} a_{i1}^2 &= \tfrac{1}{4}(f_{i1}+f_{i2}+f_{i3}+f_{i4}) \\ a_{i2}^2 &= \tfrac{1}{4}(f_{i1}-f_{i2}+f_{i3}-f_{i4}) \\ a_{i3}^2 &= \tfrac{1}{4}(f_{i1}+f_{i2}-f_{i3}-f_{i4}) \\ a_{i4}^2 &= \tfrac{1}{4}(f_{i1}-f_{i2}-f_{i3}+f_{i4}) \end{aligned}\right\} \quad (\mathrm{A}\cdot 1)$$

これを、視覚野神経回路 V1 により伝導すると、以下のように網膜映像対応の復元信号 f_{ij}（j=1, 2, 3, 4）が得られる。

$$\begin{bmatrix} f_{i1} \\ f_{i2} \\ f_{i3} \\ f_{i4} \end{bmatrix} = R(2) \begin{bmatrix} a_{i1}^2 \\ a_{i2}^2 \\ a_{i3}^2 \\ a_{i4}^2 \end{bmatrix} = \begin{bmatrix} a_{i1}^2+a_{i2}^2+a_{i3}^2+a_{i4}^2 \\ a_{i1}^2-a_{i2}^2+a_{i3}^2-a_{i4}^2 \\ a_{i1}^2+a_{i2}^2-a_{i3}^2-a_{i4}^2 \\ a_{i1}^2-a_{i2}^2-a_{i3}^2+a_{i4}^2 \end{bmatrix} \quad (\mathrm{A}\cdot 2)$$

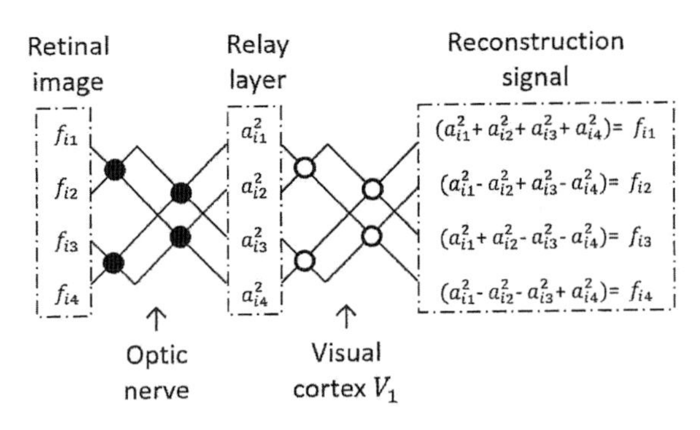

図 A-1　視覚神経回路モデル（N=4）
Fig. A･1 Neural network model of visual system.

文献

［1］　松田隆夫「視覚刺激と視感覚系」『視知覚』培風館、pp.44−56、1995

［2］　小松英彦「視覚系の構造と機能」『脳・神経システムの数理モデル』臼井支朗編、pp.87−105、共立出版、1997

［3］　三上章充「視覚の神経生理」『視覚認知と聴覚認知』斉藤秀昭・森晃徳共編、pp.33−56、オーム社、1997

［4］　谷藤学「視覚の神経表現」『脳神経科学イラストレイテッド』森寿他編、羊土社、pp.210−219、2000

［5］　福田忠彦「視覚神経情報処理」『生体情報論』朝倉書店、pp.22−32、1997

［6］　山口和彦「シナプス伝達」『脳神経科学イラストレイテッド』森寿他編、羊土社、pp.138−144、2000

［7］　後藤秀機『神経と化学伝達物質』東京大学出版会、pp.1−30、1997

［8］　松本元・飯島敏夫共著「視神経細胞内での情報伝達処理」『神経細胞が行う情報処理とそのメカニズム』培風館、pp.39−88、1993

［9］　立花政夫「シナプス伝達―ニューロンレベルでの情報の発信と受信」『脳・神経システムの数理モデル』臼井支朗編、共立出版、pp.29−43、1997

［10］　岡野裕子・寺岡亨共著「信号処理素子とシナプス細胞結合」『イオンチャンネル・電気信号をつくる分子』曽我部正博編、共立出版、pp.163−181、1997

［11］　杉江昇「視覚情報処理とそのモデル」『脳・神経システムが行う情報処理とそのモデル』松本元・大津展之共編、培風館、pp.51−83、1994

［12］　外山敬介「大脳皮質神経回路の自己組織化・学習形成と先天的制御機構」『神経細胞の細胞生物学的特性』松本元・大津展之共編、培風館、pp.197−231、1992

［13］　畠中寛「神経成長因子」『神経細胞の細胞生物学的特性』松本元・大津展之共編、培風館、pp.39−114、1992

泉田　喜一郎（いずみだ　きいちろう）

工博（東北大学）、宮崎大学名誉教授
昭和43年　熊本大学・工・電子卒業
同　　年　三菱電機㈱入社
平成７年　宮崎大学・工・電気電子・教授

泉田　隆明（いずみだ　たかあき）

平成17年　電気通信大学・情報卒業
同　　年　日立産業制御ソリューションズ㈱入社

視覚神経回路

2022年７月28日　初版第１刷発行

著　　者　泉田喜一郎
　　　　　泉 田 隆 明
発 行 者　中 田 典 昭
発 行 所　東京図書出版
発行発売　株式会社 リフレ出版
　　　　　〒113-0021　東京都文京区本駒込 3-10-4
　　　　　電話（03）3823-9171　FAX 0120-41-8080
印　　刷　株式会社 ブレイン

ISBN978-4-86641-543-7 C3055
Printed in Japan 2022